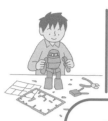

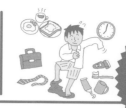

よくある
50
シーン別

高次脳機能障害
のある人に
"伝わる説明"
便利帖

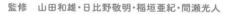
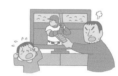
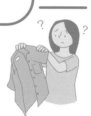

監修　山田和雄・日比野敬明・稲垣亜紀・間瀬光人
編集　稲葉健太郎・長野友里
著　　名古屋市総合リハビリテーションセンター
　　　（なごや高次脳機能障害支援センター）

中央法規

はじめに

　「高次脳機能障害」という言葉は、20年ぐらい前までは私ども医療関係者のなかでも概念が不十分で、十分に理解されたものではなかった。私が28年前名古屋市立大学脳神経外科に就職したとき、高次脳機能障害という言葉は未だ一般的ではなく、一部の専門家が「合い言葉」のように使っていた。しかし最近、「高次脳機能障害」者という言葉がかなり一般的になり、国内の先進的なリハビリテーションセンターでこの言葉がよく使われるようになり、欧米や国内の専門雑誌でもこの言葉がしばしば使われるようになっている。我が国でも主要なリハビリテーションセンターでは、高次脳機能障害という言葉が一般的に用いられるようになり、多くの職員や利用者がこの言葉を正しく理解して用いるようになってきたと感じている。

　このように高次脳機能障害という言葉は医療の専門家の間では広く扱われるようになってきているが、まだまだ一般の実務的な支援を行っている人たちの間で、同じように理解されているとはいえないのではないだろうか。高次脳機能障害のある人を支援する専門家や家族が、本人の障害を同じように理解し、同じように対応をしていくことが、本人の混乱を防ぎ、効果的な対応を行ううえで重要なことである。本書では、高次脳機能障害を理解するにあたって重要な「情報の共有」に資する内容をわかりやすく表現する方法を示している。

　支援を行う方々の共通理解に役立てていただければ幸いである。

2023年1月

社会福祉法人名古屋市総合リハビリテーション事業団理事長

山田和雄

目次

第 2 章

障害の特性をふまえた「わかりやすい」説明 11のメソッド

第3章
わかりやすい説明で納得！
場面別不安・悩み解消編

1 リハビリテーション

2 生活

3 就労

本書の活用にあたって

　この本は高次脳機能障害についての医学書ですが、医学的な内容についての解説を目的としたものではなく、高次脳機能障害のある人に対しての対応方法の説明を目的に作成された本です。どのように伝えたらうまく伝わり理解してもらえるのか、どのように伝えたら支援者との間の信頼関係を築くことができ人間関係がよりよいものとなるのかを解説し、上手な"伝え方"のコツをお教えします。

　「高次脳機能障害」という言葉は広く一般に広まり、多くの人に知られるようになりました。インターネットで検索することにより簡単にその症状や原因疾患について知識を得ることができます。その代表的な症状が、記憶障害、注意障害、遂行機能障害、社会的行動障害であり、どんな問題点が発生するのかについても詳しく記載されています。実際の診療の場面でもスマートフォンで調べた内容を提示して、自分はこの症状に似ているので検査をしてほしいと言われる人も時々います。しかしその反面、高次脳機能障害のある人が、学校や職場、地域で誤解されたり、つらい思いをすることは一向になくなりません。社会復帰や復学がスムーズにいかないケースも多く見られ、簡単に情報を得ることはできるようになっても、まだまだ障害のある人の社会復帰には反映されず、情報はあふれていますが生活しやすい環境が整っているとはいえません。

　身近に高次脳機能障害のある人がいる場合、障害のある人にどのように接したらよいのか、どのような配慮をしたらよいのかわからなくて悩んでいる人は多いと思います。明確な回答がないまま家族や支援者は手探りで対応し、困難な場面に直面して途方に暮れてしまっています。困り果てて、家族や職場の人と一緒に当事者が外来に相談に来られることがしばしばあります。また、支援者からの相談も多く寄せられています。なかには会社を解雇されてしまったり、離婚に至ってしまったりするような深刻な状態に陥っているケースもあります。当事者も支援者も、これまでなんとかうまくいくように本当に頑張ってこられたのだと思いますが、些細なことで両者の間に溝ができ、徐々にそれは深くなり、ついにはお互いの信頼関係が壊れて修復不可能な状態に陥ってしまうことになります。

　もし身近に記憶障害のある人がいたなら……と想像してみてください。たとえば

事故や疾病の後遺症で記憶の機能が悪くなったのだと障害についての話を聞けば気の毒に思い、力になれることがあれば助けてあげようと考えるでしょう。しかし、毎日の生活のなかで同じ質問を何回も繰り返されたら、毎回優しく丁寧に答えることができるでしょうか。今さっき答えたばかりなのにまたすぐに同じ質問をされたら、答えるほうもだんだん我慢できなくなり、最後にはいけないとわかっていても強い口調になってしまいがちです。職場で、前日に丁寧に仕事の手順を教えても翌日にはすっかり忘れて自分勝手な方法で仕事を進めて失敗していたら、優しくまた一から説明することができるでしょうか。記憶障害を例にあげて説明しましたが、それ以外にも、いつも約束の時間に遅刻してきたり、何回注意しても浪費がやめられなかったり、一つのことにこだわったり、些細なことで怒り出したりすることが頻回にあると、高次脳機能障害が原因とわかっていても支援者は疲弊してしまいます。このようなことが家庭や学校、職場などの毎日の生活場面で繰り返されています。

　「後遺症として記憶障害があるのでメモを取りましょう」と提案したり、「注意障害があるので見直しをしましょう」とアドバイスするだけでうまくいくものではありません。そのようなことは多くの支援者が身をもって体験されています。記憶の機能が悪い人はうまくメモを取ることも難しく、さらにメモをしてもメモをしたこと自体を忘れてしまいます。注意障害のある人は自分の障害を理解できていないケースがしばしばあり、ミスをなくすように言われてもミスをしている自覚がないためいつまでたっても改善しません。そのうえ自分ではできていると思っているので謝らないため、ミスをしても反省しないと思われたり、やる気がないと見なされてしまい、周囲の人の気持ちをいらだたせてしまいます。

　このようにならないためには、高次脳機能障害の当事者が自分の障害について認識を深めることが必要なことは当然ですが、周囲の支援者の当事者への"伝え方"がとても大事です。高次脳機能障害の人に情報を伝えるには工夫が必要なのです。工夫することで伝わらなかったことが伝わるようになり、当事者と支援者の関係も良好なものとなります。なぜ伝え方に工夫が必要なのかといいますと、障害の特性

として理解力の低下、処理速度の低下、記憶力の低下があり、一度にたくさんのことを細かく説明されてしまうと、言われたことを理解するのに時間がかかりさらに覚えておくことも難しく、話の一部しか伝わらなかったり内容が大きく変容して理解されてしまったりすることがあるからです。

　また当事者は障害をもつ以前の生活レベルやステータスにこだわり、現在の自分の状態を認識できない傾向もあり、「そんなことは言われなくてもわかっている」と反論して素直に他人の話が聞けない場合もあります。このため、上手な"伝え方"がとても大事になります。

　ここで上手な伝え方の大事なポイントをお話しします。それは周囲の支援者が全員同じ理解をして対応にあたることです。あの人はこう言ったけれどこっちの人は違うことを言っているとなると、当事者の混乱を招き障害の認識が遅れてしまいます。矛盾やダブルスタンダードが生じないように、みんなの意見が一つとなる"全員一致方式"が重要です。そしてこの"全員一致方式"を完遂するために欠かせないのが情報共有です。

　家庭での支援者を例にあげますと、当事者が子どもの場合は親や祖父母が多く、成人の場合はその配偶者や親、高齢者の場合は高齢の配偶者や子が支援者となることが多いと考えられます。支援者の間でも年齢や立場、理解力や考え方にばらつきが生じます。このため支援者がみんな同じように理解して指示をしたり説明をしたりする"全員一致方式"は実は簡単なことではないのです。この全員一致方式を失敗しないためには、当事者への"伝え方"はできるだけわかりやすいシンプルな内容や言葉にすることが重要で、そうすることにより支援者自身もしっかり理解して迷うことなく自信をもって伝えることができるようになり、支援者間での理解度の差や言葉のニュアンスの違いも避けられます。

　さらに当事者が問題に遭遇したとき、以前にも同じようなことをすでに経験していたとしてもその都度説明する必要があります。支援者にとっては以前と同じと感じていても、当事者にとっては、場面が変わったり少し内容が異なるだけで全く別のことと感じてしまい、以前の経験と結びつかなくなります。なかには以前に経験したこと自体をすでに忘れてしまっている人もいます。このため毎回説明を行い定

着するまで根気よく見守る必要があります。大きく一般論として大枠を説明するのではなく、起こった出来事一つひとつに対してケースごとにその都度わかりやすい上手な"伝え方"で伝えることにより、何がいけなかったのか、次にこういう場面に遭遇したときはどのように行動すればよいのかが理解できるようになり、できなかったことが一つずつできることに変わっていきます。こうしてできることが増えていくことにより、社会復帰が現実のものとなっていきます。

　序章の解説のとおり、高次脳機能障害の症状は、障害の部位や程度によってその症状の現れ方は異なり、さらにこれまでの生活歴やその人の人となりや取り巻く周囲の環境によっても大きく左右されます。このため高次脳機能障害のある人に対する対応方法も一つだけではありません。2001（平成13）年に厚生労働省の高次脳機能障害支援モデル事業が開始されましたが、名古屋市総合リハビリテーションセンターでは、それに先駆けて活動を開始し、長期にわたり高次脳機能障害のある人に寄り添ってきました。その長年にわたって積み上げられてきた経験と実績により、最善と思われる方法を導き出し実践してきています。この対応方法を、上手な"伝え方"としてできるだけ多くの人にお伝えしたいと思っています。これまでに私たちが培ってきたノウハウをお教えしそれを実践していただくことで、高次脳機能障害を取り巻くトラブルでお悩みの人の解決にお役立てできると考えています。

　次にこの本の構成とどのような使い方をしていただくとよいかを、第1章から第3章について順に説明します。

第1章　わかりやすい説明で明解！症状理解編

　この章では高次脳機能障害を症状別に説明します。見開きを一テーマとし、左側のページに症状をわかりやすくイラストで提示し、右側のページでその内容について細かく説明しています。イラストを見ながら解説を読んでいただけるとより理解しやすいと思います。高次脳機能障害の症状である注意障害、記憶障害、遂行機能障害、社会的行動障害、失語・失行・失認についての説明に先立って、まず注意や記憶とはどのようなものであるのかから丁寧に説明を行っています。最後には障害

者のキャパシティや認知の階層性についても述べています。それぞれが独立して記載されていますので、興味のある項目からお読みいただいても大丈夫です。この章を読んでいただきますと、高次脳機能障害のある人がどのように感じたり考えたりするかが理解され、行動とパターンが理解できるようになります。

第2章 障害の特性をふまえた「わかりやすい」説明 11のメソッド

　第1章で説明した内容をふまえて、この章では高次脳機能障害のある人へのわかりやすい"伝え方"のポイントを説明します。どのようにできるだけ見える化して話をするか、またいかに本人が受け入れやすい形で話をするかなど伝え方のコツが書かれています。長い文章で伝えると忘れてしまったり、誤って理解されたりする可能性があるのでできるだけ短いフレーズで伝えるようにしましょう。図や絵を利用することも有効です。先程も記載しましたように、支援者が全員一致して対応にあたる"全員一致方式"が必須であり、さらに本人が受け入れやすいように、その人個人のこととして話すのではなく一般化してみんなの話として説明したり、できないことばかりを話すのではなくできたことへの評価も交えて話をするとよいと思います。この章でも読んでいただく方が理解しやすいようにイラストや図を用いて説明しています。

第3章 わかりやすい説明で納得！場面別不安・悩み解消編

　続いて、高次脳機能障害のある人がよく遭遇するトラブルを、シーンごとに50のエピソードにまとめました。見開き2ページで一つのエピソードについて説明しています。左側のページにトラブルの内容をわかりやすいイラストで示し、右側のページではその対応方法の解説を行っています。さらに右下には、具体的な伝え方例を記載しました。どのような伝え方がおすすめかも紹介しています。この50シーンは実際の支援事例等をもとにつくられたエピソードであり、どのエピソードもよく起こり得るような内容です。これまで高次脳機能障害のある人の支援を経験された人であればきっと同じ経験をたびたびされていると思いますが、初めて遭遇する場合は当事者も支援者も戸惑ってしまいます。もし困ったことが起こった場合には、同じようなエピソードのテーマを開いていただき、その対応方法をぜひ参考にして

くPDF。

　本書ははじめにもお伝えしましたように、医学書であって医学的な説明を目的としたものではなく、高次脳機能障害のある人に対する上手な"伝え方"を伝授する本です。高次脳機能障害に携わる医療従事者や、ケースワーカーやケアマネジャー、ヘルパーなど支援にかかわる福祉関係者ばかりではなく、家族や会社の上司や同僚、学校の先生など高次脳機能障害のある人とかかわりのあるすべての人に読んでいただきたい本です。

　医学的な知識のない人にも気軽に手にとっていただけるように、医学的な用語をできるだけ使用せず、平易な文章で書かれています。図やイラストをふんだんに使い、視覚的にも理解しやすい内容となっています。これまで多くの人が疑問に思っていた内容を一つずつわかりやすく解説し、疾患や症状についてだけでなく相談先や制度などの実用的な情報についても記載されていますので、自宅や職場などに一冊置いていただき、困ったことが起こったときに、ぜひその内容に一致するページを開いて参考にしてください。きっと上手な"伝え方"が見つかるはずです。

序章

高次脳機能障害とは
〈医学的説明〉

❶ 高次脳機能障害とは

　高次脳機能障害とは脳神経系の損傷によって生じた認知・行動などの障害です。医学的には失語、失行、失認などの脳の損傷部位が明らかなものから、損傷部位を説明しにくい記憶障害、注意障害、遂行機能障害、社会的行動障害などの認知障害も含みます。

　なお、厚生労働省は高次脳機能障害支援モデル事業（2001（平成13）年から5年間）をもとに、高次脳機能障害を「後天的脳損傷に起因する後遺症としての注意障害・記憶障害・遂行機能障害・社会的行動障害などの症状が生活上の支障の主因となる状態」と行政的に定義しています（表）。

（表）高次脳機能障害診断基準

診断基準

Ⅰ. 主要症状等

　1. 脳の器質的病変の原因となる事故による受傷や疾病の発症の事実が確認されている。

　2. 現在、日常生活または社会生活に制約があり、その主たる原因が記憶障害、注意障害、遂行機能障害、社会的行動障害などの認知障害である。

Ⅱ. 検査所見

　MRI、CT、脳波などにより認知障害の原因と考えられる脳の器質的病変の存在が確認されているか、あるいは診断書により脳の器質的病変が存在したと確認できる。

Ⅲ. 除外項目

　1. 脳の器質的病変に基づく認知障害のうち、身体障害として認定可能である症状を有するが上記主要症状（I-2）を欠く者は除外する。

　2. 診断にあたり、受傷または発症以前から有する症状と検査所見は除外する。

　3. 先天性疾患、周産期における脳損傷、発達障害、進行性疾患を原因とする者は除外する。

Ⅳ. 診断

　1. Ⅰ～Ⅲをすべて満たした場合に高次脳機能障害と診断する。

　2. 高次脳機能障害の診断は脳の器質的病変の原因となった外傷や疾病の急性期症状を脱した後において行う。

　3. 神経心理学的検査の所見を参考にすることができる。

出典：厚生労働省社会・援護局障害保健福祉部，国立障害者リハビリテーションセンター編「高次脳機能障害者支援の手引き（改訂第2版）」（平成20年11月），p.2

❷ 高次脳機能障害の原因疾患

　外傷性脳損傷、脳血管障害、低酸素脳症、脳炎、脳腫瘍などが原因となります。対象が全年齢の場合、最も多いのは脳血管障害ですが、18 〜 65歳では外傷性が最も多いと報告されています（文献1）。

❸ 高次脳機能の種類と機能局在

1　注意障害

　注意は高次脳機能の基礎となる部分です。注意が障害されると多かれ少なかれすべての高次脳機能は影響を受けます。また注意活動には持続的な覚醒が必須です。解剖学的には脳幹から大脳皮質への複数のネットワークが注意に関与すると考えられています。覚醒、緊張性注意には脳幹網様体賦活系が、選択性注意、集中性には視床投射系が関与します。随意的注意には前頭葉が関与します。また注意は左半球よりも右半球で優位なことがわかっています（文献2、3）。

2　記憶障害

　記憶には二つのタイプがあります。過去に経験した出来事や、学習した知識などの記憶で、言葉や映像で意識上に再生表現できるもの（陳述記憶）と、繰り返しの訓練で得られた技能や習慣のように意識には上がってこないもの（手続記憶）です。前者の陳述記憶はさらにエピソード記憶（過去の経験した出来事の記憶、思い出）と意味記憶（学習した知識などの記憶）に分けられます（文献2）。

　エピソード記憶には二つの大脳辺縁系回路があります。一つは記銘と固定に関与する海馬を中心とした内側辺縁系回路で、もう一つは感情的価値判断に基づいた記憶に関与する扁桃体を中心とした腹外側辺縁系回路です。その他、脳梁膨大部皮質、前部側頭葉や前頭前野もエピソード記憶に関与すると考えられています（文献3）。

　意味記憶もエピソード記憶と同じ回路で行われますが、辺縁系に比べ新皮質の関与が大きいといわれています（文献3）。

　これに対し手続記憶には全く別の系である大脳基底核、小脳、前頭前野などが関係すると考えられています（文献2）。

3　遂行機能障害

　遂行機能とは、ある目標に対し、ものごとを計画的に要領よく進める能力で、記

憶や注意などの要素的な認知機能と関連しつつ、より上位の機能と考えられています。この機能には前頭葉、特に前頭前野の関与が考えられています（文献4）。

4　社会的行動障害

　社会的行動とは社会（環境）に適応する能力のことです。人は自身の衝動をコントロールし、その場に合わせて適切に行動し、自立し、他者との関係を良好に維持します。行動は環境刺激に誘発される自動的行動と、環境刺激には誘発されず、有利か不利かの判断に基づいて行われる意図的行動に分けられます。前頭葉は適切な行動選択に関係しています（文献5）。

　社会的行動が障害されると、欲求コントロール低下、感情コントロール低下、意欲・発動性の低下、固執、抑うつ、感情失禁、依存性や退行、ひきこもりなどを呈します。

5　失語症

　失語症には運動性失語と感覚性失語があります。運動性失語はブローカ中枢（優位半球の下前頭回後方）の損傷で、感覚性失語はウェルニッケ中枢（優位半球の上側頭回後方）の損傷で見られます。運動性失語では言葉を聞いて理解はできても話すことができません。また感覚性失語では言葉は聞こえているのに理解できず、知らない外国語を聞いているような感じです。また運動性と感覚性の両方障害された状態を全失語といいます（文献6）。

6　失認症

　失認とは感覚情報そのものは脳に入っているのに、それを理解したり判断できない状態です。視覚性失認（後頭葉から頭頂葉の障害：見えてはいるのに形の違いがわからない、色の名前がわからない、人の顔がわからない、触ったらわかるが見ただけでは何だかわからないなど）、視空間失認（右頭頂葉後部の障害：空間における物の位置関係がわからない）、触覚性失認（体性知覚連合野の障害：触っている感じはわかるが、何かわからない）、聴覚性失認（聴覚連合野の両側性障害：何の音かわからない、音楽を理解できない）。嗅覚性失認（嗅覚性連合野：においはしても何かわからない）、身体失認（右頭頂葉の障害：身体の半分を無視してしまう、優位半球第3次連合野の障害：身体部位の名前がわからない、指の区別ができない、左右がわからない）などがあります（文献6）。

7　見当識障害

　時間、日付、場所などの刻々と変化する状況がわからない状態です。記憶障害と一緒に見られることが多い症状です。

8　失行症

　失行とは運動麻痺や失調、不随意運動などの運動障害がなく、また行うべき行為がわかっていながらその行為ができないことをいいます。簡単に言えば、麻痺がないのにいつも使い慣れた道具がうまく使えない状態です。肢節運動失行（障害された中心前回と反対の手指がうまく動かず不器用）、観念運動失行（敬礼、バイバイと手を振る動作ができない：左頭頂葉下部、左運動前野、脳梁の障害）、構成失行（二次元や三次元の図形や積み木などの構成ができない：頭頂・後頭葉の障害）、着衣失行（服をうまく正しく着られない：右大脳半球の後方領域の障害）などがあります（文献7）。

❹ 高次脳機能障害の診断

　診断はこれまで述べてきたような症状（診察、家族などからの聞き取り、自己申告）があり、補助検査法としての種々の神経心理学的検査（障害された脳機能を客観的に評価）やCT、MRIなどの画像検査（脳損傷部位の同定）の結果を合わせて総合的に行います。

文献

1. 「第1章 高次脳機能障害の現状とその診断基準」中島八十一・寺島彰編『高次脳機能障害ハンドブック』pp.6-7, 医学書院, 2006年
2. 「第1章 脳外傷の医学的解説」永井肇監, 阿部順子編著『脳外傷者の社会生活を支援するリハビリテーション』pp.24-26, 中央法規出版, 1999年
3. 「高次脳機能障害」太田富雄総編集『脳神経外科学 改訂12版』pp.45-48, 金芳堂, 2016年
4. 「第1章 高次脳機能障害の現状とその診断基準. C 遂行機能障害」中島八十一・寺島彰編『高次脳機能障害ハンドブック』pp.32-33, 医学書院, 2006年
5. 「第1章 高次脳機能障害の現状とその診断基準. D 社会的行動障害と前頭葉機能」中島八十一・寺島彰編『高次脳機能障害ハンドブック』pp.35-37, 医学書院, 2006年
6. 「第1章 脳外傷の医学的解説」永井肇監, 阿部順子編著『脳外傷者の社会生活を支援するリハビリテーション』pp.20-22, 中央法規出版, 1999年
7. 「神経心理学的症状の見方」濱中淑彦ほか編『臨床精神医学講座21 脳と行動』pp.297-299, 中山書店, 1999年

わかりやすい説明で明解！
症状理解編

注意

▶ 注意の主な種類

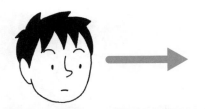

持続的注意

続ける力

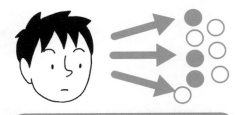

選択的注意

選ぶ力

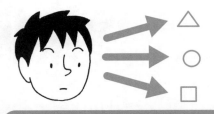

注意の配分

同時にバランスよく

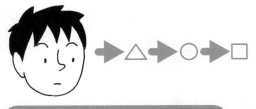

注意の転換

切り替える力

例 運転シーン

選択的注意

運転に必要な情報は、
バイク、車間距離、ミラー、信号……

注意の転換

車が前に進めば、
注意すべき情報も切り替えます

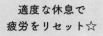
GOAL

持続的注意

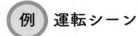

注意の配分

必要な情報はいくつも……
あっちもこっちもバランスよく！

適度な休息で
疲労をリセット☆

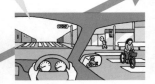

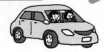

注意力の低下している人に「注意力の低下を感じますか？」と尋ねてもピンとこないことが多いものです。注意力は、日々の生活、動きのなかに溶け込んでいて普段はほとんど意識しないものだからです。

　注意力は特定の事柄に意識を向ける力ですが、一口に注意力といってもその考え方にはいくつかの種類があります。代表的なものとして、「持続的注意」「選択的注意」「注意の配分」「注意の転換」の四つに分けられます。

　持続的注意とは、何かをやり遂げるために一定時間注意・集中を持続させることです。

　選択的注意とは、多くの情報のなかから今必要な情報をピックアップして注意を向けることです。にぎやかなパーティー会場でも特定の人の声を聞き取ることができる現象は「カクテルパーティー効果」と呼ばれ、選択的注意の代表的な例です。

　注意の配分とは、必要ないくつかのことに同時にバランスよく注意を向けることです。何かをしながら別の何かをするにはこの注意の配分が必要です。

　注意の転換とは、より重要な次の情報に注意をスムーズに切り替えることです。

　これらの注意が複合的に機能し合って注意力がスムーズに機能しているといえるのです。

　車の運転をイメージしていただくとわかりやすいでしょう。車の運転をするには、まず出発地点から目的地まで運転するだけの集中力を持続させる力が必要です（持続的注意）。そして常に目の前の景色のなかから、行先の表示や、信号、車間距離、歩行者など運転に必要な情報を選択して注意を向けなければなりません（選択的注意）。また、それらに同時進行的に気を配っておかなければいけません（注意の配分）。さらに、走行中は視界に入る情報はどんどん切り替わっていくのですから、注意を向けるべき対象も次々と更新していく必要があります（注意の転換）。疲労により注意力は低下してしまいますので、長時間のドライブでは、サービスエリアに立ち寄るなどして、適度な休息で疲労をリセットさせる必要があります。

　このように、私たちは知らず知らずのうちに注意を使って日常生活を送っているのです。

注意障害と対応

▶ 注意障害の五つの種類とその対応

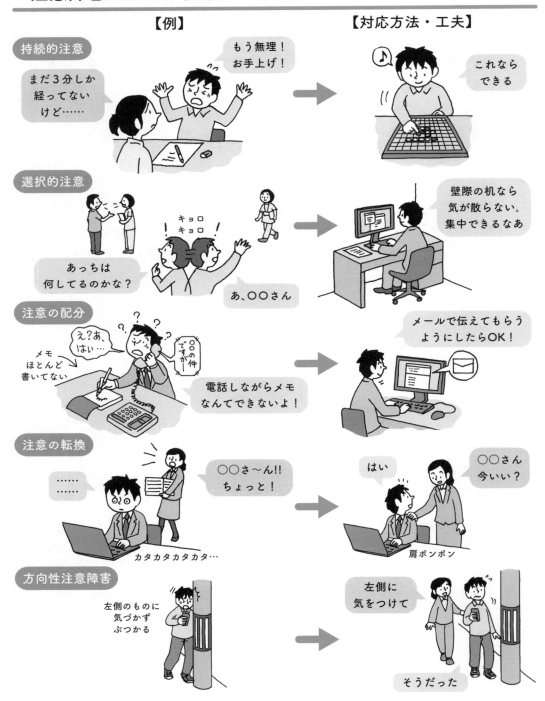

持続的注意 が低下すると、注意力が続かずに疲れやすくなったり、飽きっぽくなったりします。このような場合、まずは注意力が続く範囲の短時間で終わる作業から始め、徐々に時間を延ばしていくとよいでしょう。

　　選択的注意 が低下すると、余計なことに気が散って、たくさんある情報のなかから、今必要な情報に気づくことが難しくなります。注意散漫になるので、ミスが増えたり、落ち着きがなくなったりします。このような場合は、気が散らないように、一度に処理する情報を減らし、必要な情報を目立たせましょう。また、要点を簡潔に伝えるようにしましょう。

　　注意の配分 が低下すると、いくつかのことに同時に注意を向けることが難しくなるので、いわゆる「ながら作業」が苦手になります。このような場合は、一つずつ行う、同時に行わなくてよいような他の方法を検討する、といった対処がよいでしょう。

　　注意の転換 が低下すると、注意が切り替えられないため、今行っていることよりも重要な情報に気づきにくくなります。このような場合は、周囲の人に本人の状態を伝え、作業中は話しかけないでいてもらうなど、注意の切り替えを必要としない環境を整えましょう。また、アラームなどを使って、注意の切り替えがしやすい工夫をしてみましょう。

　　注意障害のなかには、目で見えているにもかかわらず、視界の一部に気づけなくなる 方向性注意障害 という症状があります。脳は右脳と左脳に分かれていますが、特に右脳のダメージによって、左側の物や人に気づけなくなることがあり、その症状のことを「左半側空間無視」といいます。このような症状がある場合は、意識的に左へ注意を向けるように促しましょう。「左側を確認しましょう」と声をかけたり、左側に目立つ印をつけたりする方法があります。

▶ 記憶のメカニズム

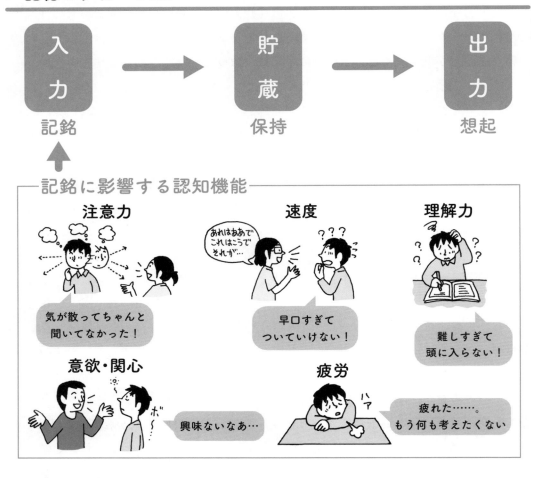

▶ 保持時間の長さによる分類

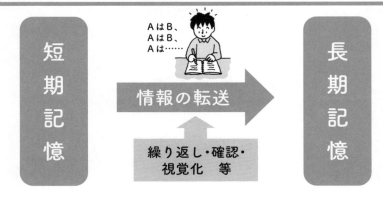

記憶というと覚えたものを思い出すというイメージがあります。でも実際は、記憶力にはいろいろな他の認知機能や周りの状況などの、記憶力以外のものがたくさん影響しています。

　例えば左ページの図では、情報を入力（記銘）し、それを一定期間貯蔵（保持）したうえで、必要に応じて出力（想起）する、というメカニズムを表しています。

　`記銘`には、記憶力以外の認知機能が影響しています。例えば、注意力が悪ければ正しく記銘できませんし、処理速度が低下していれば覚えるスピードが追いつかなくなることもあります。また、理解力が低下して自分にとって難しすぎることを言われても、覚えること自体が困難になります。さらに自分にとって関心の薄いことは覚えにくいということもあるでしょう。

　最初の覚えるという段階でうまくいかないと、そもそも情報が頭に入りません。「情報がはじかれて入らない」といえるでしょう。

　`保持`とは、情報を頭のなかの入れものにためておくことです。その入れものの底にヒビが入ると、時間が経つとともに情報が抜けてしまいます。それを「忘却」といいます。忘却には時間の長さだけでなく、その間に他のことをしていたり、考えていたりすることも影響します。このような情報に影響するような他のことや考えを「干渉刺激」といいます。保持の時間がどのくらいなのかによって、左ページ下の図のように「短期記憶」と「長期記憶」という分け方をすることもあります。短期記憶はより干渉刺激の影響の少ない記憶で、電話をかけるまで電話番号を覚えておくような、短い間だけ覚えておくものを指します。長期記憶はより長く、情報をとどめておくことを指し、短期記憶から長期記憶に情報を移すためには何度も覚え直したり、メモなどで干渉刺激による影響を減らす工夫をします。

　`想起`とは、たくさんの情報のなかから、今必要な情報を探し出すことです。これは、たくさんある引き出しのうちのどこにしまったかを探すことや、広い畑で雑草やいろいろな作物の葉っぱが生い茂っているときに、今収穫したい芋の葉っぱのみを見つけることと似ています。大体どこにありそうか、あたりをつけて探すことになります。

記憶障害と対応

▶「記銘」の障害を軽減する

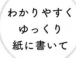
わかりやすく ゆっくり 紙に書いて

あっ そういうことか

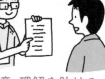
これはすごく大事。 だからよく聞いて！

えっ?! ちゃんと 聞かなきゃ!!

休憩してから 覚え直そう

注意・理解を助ける　　　　関心をもたせる　　　　疲労を軽減する

▶「保持」の障害を軽減する

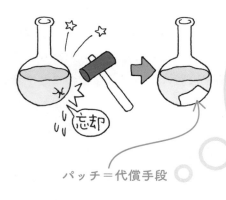

忘却

パッチ＝代償手段

「存在想起」を助けるパッチ
：アラーム、
　タイマー、
　目覚まし時計
　など

「内容想起」を助けるパッチ
：メモ、付箋、スケジュール帳、
　カレンダー
　など

▶「想起」の障害を軽減する

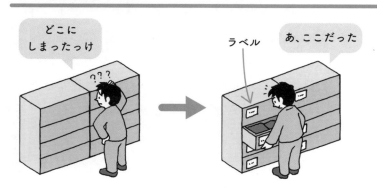
どこに しまったっけ

ラベル

あ、ここだった

ラベルを貼ったメモの例

1. ___　　3. ___
2. ___　　4. ___
※注意!!　　5. ___

1－3：記憶で解説した記憶のメカニズムの一部が、うまく働かなくなっている状態を「記憶障害」といいます。原因となる認知機能を他のツールで補うことができれば、記憶できるものも増え、トラブルも回避できる可能性がぐんとアップするでしょう。

　記銘の段階でうまくいかないという場合、注意力がよくないとしっかりと聞いていないわけですから、「〇〇さん」と名前を呼んでから情報を伝達したり、口頭だけでなく紙に書いて見せたり、何度か復唱してきちんと聞いていたかを確認したりすることで防げる側面があります。また、処理速度低下や理解力不足で聞き取れない場合は、ゆっくり話したり、繰り返したり、あるいはわかりやすくかみ砕いて話す等の方法もあるでしょう。関心がないことでも覚えてもらう必要のあることを伝えるときは、「これはとても大事よ」「ここはテストに出ます」など、関心をもってもらってから伝えたり、疲れてぼーっとしているときは休憩をはさむなどすると、記銘できるものが増えるでしょう。

　保持の障害は、入れものの底に穴があいている状態で、時間経過でどんどん情報が抜け落ちてしまうのですから、そうならないように、ヒビにパッチを当てます。それが「代償手段」と呼ばれるもので、メモや付箋、スケジュール帳、カレンダーなどに書いてそれを参照することで、補える可能性があります。なお、代償手段には「思い出すべきことがある」ことを覚えている「存在想起」と、「思い出す内容そのもの」を覚えている「内容想起」があります。存在を思い出すのには、タイマーや目覚まし、内容を思い出すのには前述のツールが有効でしょう。スマートフォンなどの扱いに慣れている場合には、アラームやメモの機能で、存在想起と内容想起の両方を補う方法もよく使われます。

　想起の障害は、たくさんの情報のなかから、今必要な情報を探し出せない状態で、前述のように、たくさんの引き出しのどこにしまったかがわからなくなったり、広い畑で今収穫したい芋の葉っぱがどれであるかを見つけられない状態です。こういうときは「インデックス」や「ラベル」をうまくつけると探せるようになります。情報をしまう際、つまりメモに残す際にあとで探しやすいように整理して書くことで、探しやすくなります。

1-5
遂行機能

▶ 遂行機能の構成要素

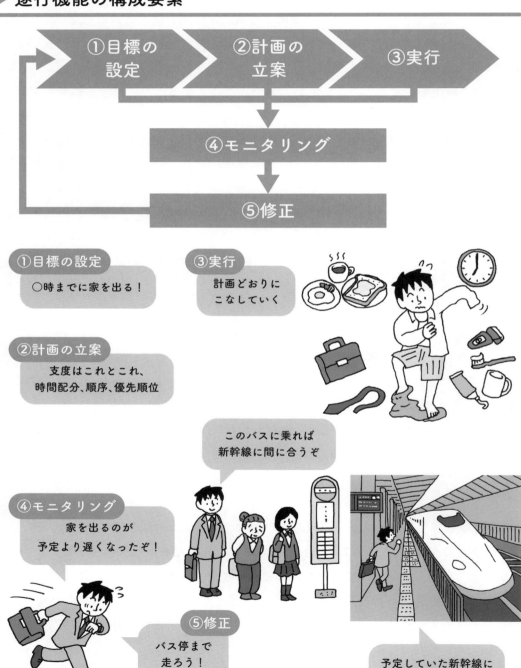

①目標の設定 → ②計画の立案 → ③実行

④モニタリング

⑤修正

①目標の設定
〇時までに家を出る！

②計画の立案
支度はこれとこれ、
時間配分、順序、優先順位

③実行
計画どおりに
こなしていく

④モニタリング
家を出るのが
予定より遅くなったぞ！

⑤修正
バス停まで
走ろう！

このバスに乗れば
新幹線に間に合うぞ

予定していた新幹線に
乗り込むべし！

遂行機能とは、目的のある一連の行動を効率よく成し遂げるための機能で、目標の設定、計画の立案、実行、モニタリング、修正から成り立っています。

① 目標の設定 とは、目的をもった行動のために妥当な目標を設定することです。

② 計画の立案 とは、設定した目標の達成のために効率的な計画を立てることです。

③ 実行 とは、立てた計画が企画倒れにならないように実際に行動に移すことです。

④ モニタリング とは、適宜全体を見通し、設定や行動が適切か監視、観察することです。

⑤ 修正 とは、モニタリングの結果、必要に応じて目標や計画を修正することです。

　遂行機能は、こうして微調整を繰り返しながら物事をより効率的に進めることに重要な役割を果たしています。

　私たちは知らず知らずのうちに遂行機能を日常のなかで使っています。例えば、朝早い時間の新幹線に乗らなければならない出張が予定されたとしましょう。いつもの出勤よりも早く家を出る必要があるとして、家を出る時間を設定します（①目標の設定）。どのような準備が必要でどれだけの時間がかかるかを洗い出し、そのためには何時に起きなければならないかを逆算します（②計画の立案）。アラームをセットして、計画どおりの時間に起き、身支度を整えて出発までの準備をしていきます（③実行）。ときどき時計を確認して、自分の準備の進み具合と照らし合わせて、このペースで間に合うのか、急がなければならないのか、何かのルーティンを省かなければならないのか、判断し修正していきます（④モニタリング、⑤修正）。場合によっては、新幹線の発車時刻までの余裕はなくなるとしても家を出る時間を遅らせるという判断、目標自体の修正が必要なこともあります。

　私たちの日々の生活は、遂行機能によるいくつもの段取りのもとで成り立っています。また大きな計画は多くの小さな計画の上に成り立っていますので、遂行機能は多層的に形成されているともいえるかもしれません。遂行機能には広く状況をとらえ、時間軸を長くとらえ、先を見通す「全体を見る力」が必要です。物事を効率的に行うことができる人は、遂行機能がよく機能している人といえるでしょう。

遂行機能障害 と対応

▶ 目標設定を明確にする

「○時○分に家を出る」

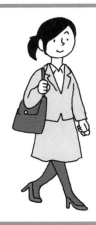

▶ 計画を明確にする

・必要な行動を付箋に書き出す
・ノートにチェックリストとして書き出す
・スマートフォンの ToDo リストに入力する、アラームを設定する

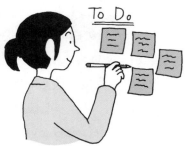

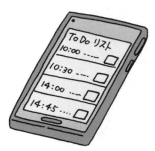

▶ 実行・モニタリングを明確にする

・付箋をはがす
・チェックリストにチェックを入れる
・スマートフォンにチェックしていく

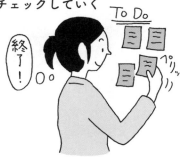

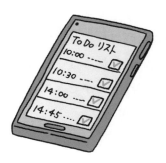

1－5：遂行機能で解説した遂行機能のメカニズムがうまく働かなくなっている状態を「遂行機能障害」といいます。この障害の厄介なところは、頭で意識しなくても体が動くといったルーティンでは現れにくいため、一見問題がなさそうに見えるところです。しかし、いざ新しい仕事や予期せぬトラブルに対処しようとするとうまくいかなくなります。他の機能障害と同様で、障害されたメカニズムを補うことができれば物事を段取りよく進めていくことができるでしょう。

　目標設定 の段階でうまくいかない場合、行動の見通しが立てられず行き当たりばったりに行動してしまったり、同じ行動を繰り返してしまい状況に合わせた行動ができなくなってしまったりします。このようなときは、先の新幹線の例でいうと、「いつもより早く家を出よう」ではなく「○時○分に家を出る」と明確に設定するとよいでしょう。

　計画 の段階では、目標の時間に家を出るためには何時に起きればよいのか、朝食はいつもより簡単に済ませられるものにしたほうがよいのか、出張でスーツを着なければならないからあの靴も必要だ……、など柔軟かつ多くのパターンを考慮して取捨選択しなければなりません。計画でうまくいかない場合、必要な行動をリストアップしてスケジュールに書き込んだり、付箋に必要な行動を書き出して並び替えたりして行動を可視化し、あらかじめスケジュールを組み立てておくとよいでしょう。

　実行・モニタリング では、組み立てたスケジュールに沿って行動するのですが、計画の段階で可視化しておけば完了したものにはチェックを入れたり、付箋をはがしたりして確認することができるので、今どの段階にいてあとどのくらいの行程があるのかがわかりやすく、また、うまくいっていなければ計画を微調整することも容易でしょう。

　その場で臨機応変に対応することが難しい場合には、枠組みを明確にして行動をマニュアル化し、様々な状況に対応できるルーティンを準備できるとよいでしょう。

▶ 言葉の四つの様式

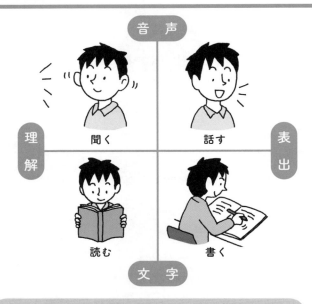

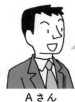

15日は8時45分の電車に乗るので、10分前に名古屋駅の東口の改札口前に来てくださいね

Aさん

はい、15日ですね。
8時35分に名古屋駅の東改札に行きますね

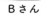
Bさん

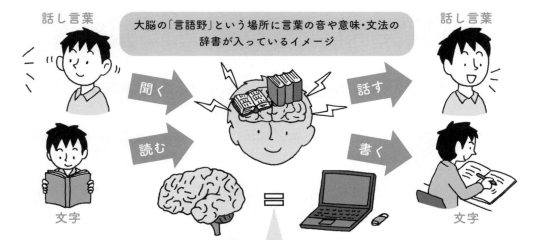

話し言葉　聞く　話す　話し言葉

大脳の「言語野」という場所に言葉の音や意味・文法の辞書が入っているイメージ

文字　読む　書く　文字

脳はパソコンのように、脳のなかの辞書で情報を次々と処理して、言葉を理解したり、発信したりしています

私たちは言葉をコミュニケーションの道具として使い、感情や意思、情報等を伝達し合い、分かち合っています。言葉には「聞く」「話す」「読む」「書く」の四つの側面がありますが、主な側面は「聞く」ことと「話す」ことです。

　ここで、待ち合わせの約束をするＡさんとＢさんの会話を見ながら、言葉の働き＝言語機能について、考えてみましょう。

　ＡさんがＢさんに、「15日は８時45分の電車に乗るので、10分前に名古屋駅の東口の改札口前に来てくださいね」と声をかけます。Ａさんの話した言葉はＢさんの耳から大脳の言語野というところに入ります。言語野では、話し言葉を、言葉の音や意味、文法の「辞書」のようなものと照らし合わせて、その意味を理解します。

　次に、ＢさんはＡさんに、待ち合わせの日時に、約束の場所へ、間に合うように行くつもりだと伝えます。Ｂさんは自分の言いたいイメージと、言語野にある言葉の音や意味、文法の「辞書」のようなものとを再び照らし合わせて、話し言葉に変換します。そうして「はい、15日ですね。電車の発車する10分前の、８時35分に名古屋駅の東改札に行きますね」などと、話し言葉で答えます。

　最近は、出かけた先でラーメンが食べたいな、と思ったとき、「近くのラーメン屋を教えて」と、パソコンやスマートフォンに話しかけたり、文字を入力したりすると、すぐに近くのラーメン屋の情報を表示してくれるというように、入力した情報を瞬時に処理して返事をくれます。人の脳も、パソコンやスマートフォンのように、入ってきた言葉の音や文字の情報を次々と処理して理解し、人に伝えたい自分の考えや情報を言葉に変換して外に出しています。

　ところが、病気やけがでパソコン＝脳が傷ついて、話し言葉を聞いたり、文字を読もうとしたりしても、それが脳のなかにある辞書につながりにくくなったり、つながらなくなってしまうと、「失語症」という症状が現れることになります。

失語症と対応

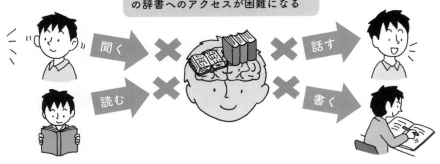

大脳の言語野にある言葉の音や意味の辞書へのアクセスが困難になる

聞く × × 話す

読む × × 書く

▶ 失語症のある人と話すとき・話を聞くとき

話すとき　ゆっくり・はっきり・短い文で・わかりやすい言葉で

15日金曜日

名古屋駅東口の改札口前

8時35分集合です

実物・写真・絵・地図を使う

 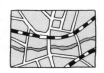

大きめの文字単語や数字で、ポイントを伝える・確認する

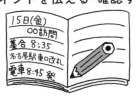

15日(金)
○○訪問
集合 8:35
名古屋駅東口改札
電車8:45発

話を聞くとき

先回りせず待つ

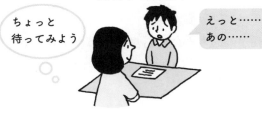

ちょっと待ってみよう

えっと……　あの……

「はい」「いいえ」で答えられる質問をする

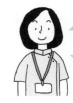

集合場所、わかりますか？

はい

間に合いますか？

いえ、ちょっと……

複数の選択肢から選んでもらう

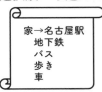

家→名古屋駅
地下鉄
バス
歩き
車

失語症とは病気やけがなどで大脳の言語野が傷つき、人がいったん獲得した言語機能に支障が生じた状態をいいます。脳が傷ついた場所と大きさによって、一人ひとりの症状や重症度が異なりますが、言葉の「聞く」「話す」「読む」「書く」の、四つの側面すべてに障害が起こり、言葉によるコミュニケーションが難しくなります。話し言葉や文字を理解したり表出したりするときに、言語野の辞書に書いてある、音や意味につながりにくくなって、違った音や意味に変換されたり、うまく変換できなかったりするイメージです。

　例えば、「15日は8時45分の電車に乗るので、10分前に名古屋駅の東口の改札口前に来てください」と声をかけたのに、15日を11日、8時を9時、「東」を「西」と、実際と違うように聞こえた、と感じる人がいます。また、早口だったり、一度に長い内容すべてを聞き取ることも困難です。わからないことを尋ねたくても、電車に乗りたいのに「電車」と言えなかったり、「自転車」と言い間違えたりすることもあります。あえてたとえると、失語症のある人の困りごとは、言葉のわからない外国に行って困ってしまう体験に似ているかもしれません。

　失語症のある人に話しかけるときは、①ゆっくり、はっきり、②短い文で、③わかりやすい言葉で、④話題が変わるときは、はっきり伝える、⑤大きめの文字単語や数字を書いて、ポイントを伝える、⑥表情や身振り、指さしを使う、⑦実物や写真、絵や地図を使う、⑧繰り返し言う、別の表現で言う、文字や数字を書く、などして、正しく伝わっているか確認しましょう。

　また、話を聞くときには、①先回りせず待つ、②「はい」「いいえ」で答えられる質問をする、③複数の選択肢を用意して質問し、一つ選んでもらう、④写真や絵、文字などから選んでもらう、⑤地図や時計、カレンダーなどコミュニケーションを助ける道具を使う、⑥言いたいことが正しく伝わっているか、文字を書いて確認する、⑦答えがわかれば、訂正や言い直しを強要しない、等のポイントがあります。

　まず話し相手がこのようにかかわると、失語症のある人は正しく理解できる、伝わるという成功体験ができます。それによってコミュニケーション意欲が高まり、本人も様々なコミュニケーション手段が使えるようになっていきます。

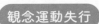

失行

▶ 失行が現れる場面

観念運動失行

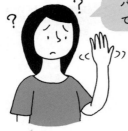

バイバイが
できない

指示された動きが
できない

観念失行

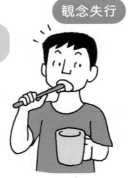

うまく持てない

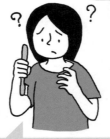

その道具に合った使い方でない

着衣失行

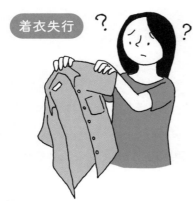

どうやって着たらよいか
わからない

▶ 対応策

・決まったものを使う、整理しておく
・シンプルな服を着る
・作業療法士と一緒に道具を使う練習をする

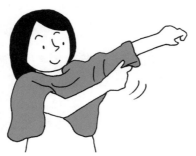

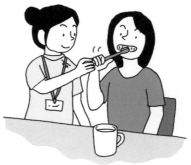

失行とは、よく知った動作や道具を使おうとしたとき、その動作や道具の意味・使い方は正しく理解できていて、その動作に必要な身体に運動障害（麻痺や震えなど）や感覚障害がなく、実際にその動作をやろうとする意欲があるにもかかわらず、いざやろうとすると動作がぎこちなくなってしまったり道具の使い方を間違えてしまったりする症状のことを指します。例えば、バイバイと手を振ろうとするけれど手を裏表ひらひらさせたり（ 観念運動失行 ）、歯磨きをしようとするけれど歯ブラシを鉛筆のように持ってしまってうまく磨けなかったり（ 観念失行 ）、服がうまく着られなくなってしまったり（ 着衣失行 ）します。これは運動麻痺がない、または軽度であってもうまくできないというのが特徴的です。また、失行は意図的にやろうとすると特に現れやすい症状で本人が一生懸命やろうとすればするほどうまくできず、ふと気が抜けて無意識にはできてしまうことも多く見られます。そうすると「どうしてできるのに、やらないのか」「物事が理解できていない」などと周囲から誤解されてしまったり、本人は「運動麻痺があるのではないか」と思い込んでしまったり、失語症を合併しているためにうまく伝えられないなどということから、失行という症状は見逃されやすくなります。

　失行は本人も自覚しづらく、周囲からも誤解されやすいために困難さが理解されづらく、知らず知らずのうちに本人を苦しめてしまうことがあります。まずは、失行という症状があるということを知り、それに伴って起こり得る日常生活や社会生活での困りごとを本人と周囲とでお互いに理解することが大切です。どのような場面で困りごとが起こりやすいのかをよく観察し、どのような道具だったらうまくいくのか、できる方法を探しましょう。使う道具はなるべく慣れていて決まった物を使うようにし、他の物が目に入らないよう環境を整理するとよいでしょう。また、動作や行為を１段階ずつ言葉にして行うべきことを明確にしたり、実際に手を取って望ましい動作を誘導したりすることも介入方法の一つです。

　具体的な対応策は人によって様々ですので、本人に合った対応方法を、信頼できる専門家に相談するとよいでしょう。

1-10
失認

▶ 視覚性失認

・歯磨き粉と洗顔フォームを間違えてしまう
・誤って洗顔フォームを口にして吐き出す、または歯磨き粉を顔に塗ってしまう
→置く位置を整理する（別の場所にする）

対応策

・においを嗅ぐ
・シールなどを貼って、触って確認できる印をつけておく

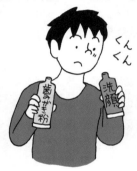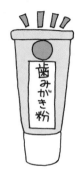

▶ 相貌失認

・人の顔がわからないが、声を聞くとわかる

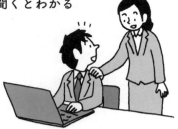

対応策

・スマートフォン、AIスピーカー、スマート
　ウォッチを使って声で入力する
・スケジュールを入力する、アラームが設定
　されるようにする

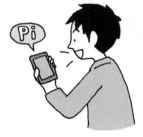

失認とは、感覚自体に問題はないのに、ある特定の感覚を介したときだけうまく認識できなくなってしまう状態を指します。この感覚には、視覚や聴覚、触覚などがあり、それぞれ名前が変わります。例えば視力には問題はなく対象の物が見えてはいるけれども、それが何であるかがわからない状態を「視覚性失認」、救急車のサイレンや動物の鳴き声が聞こえてはいるけれど何の音なのかわからない状態を「聴覚性失認」といいます。その他にも、慣れ親しんだ風景なのにどこだかわからず迷ってしまう「街並失認」、自分自身の身体をうまく認知できない「身体失認」や「手指失認」、明らかな運動麻痺があって身体が動かせないのに「左手は動かせますよ」と平気で言ってしまう「病態失認」など、失認と呼ばれる症状は多様に存在します。

　例えば 視覚性失認 の場合、目の前の物が何であるかわからないという症状を呈します。日常生活では、お菓子と石けんの区別がつかないとか、歯磨き粉と洗顔フォームを間違えてしまうということが起こり得るため、「目が見えなくなってしまっている」とか「知能が低下した」と誤解されてしまう可能性があります。これは視覚を介したときだけうまく認識できないだけなので、触ったり、音を聞いたり、においを嗅ぐなどの他の感覚を用いればすぐにそれが何かわかります。そのため、日常生活での工夫点としては、①他の感覚を用いて確認する習慣を身につける、②シールを貼るなどして触って確認できるようにする、③紛らわしい物を近くに置かずに整理するなど、環境を整えることが有効です。文字や数字に関しては、なぞると読めるということがありますので「なぞり読み」を練習することもよいでしょう。

　相貌失認 といって親しい人でも顔がわからないとか表情が読み取れないということもありますので、周囲は聴覚を活用できるよう積極的に声をかけて話し手が誰なのかわかるよう伝えたり、感情も伝わるよう声色に工夫すると安心できるかもしれません。また、AI スピーカーやスマートフォン、スマートウォッチなどの IoT 機器を活用して、声で操作をしたり、スケジュールを読み上げてもらうことも可能になります。利用できる感覚や機器を活かして、認知能力を補うことがポイントです。

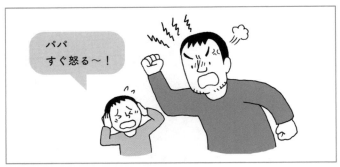

感情が表に出やすくなるとは……

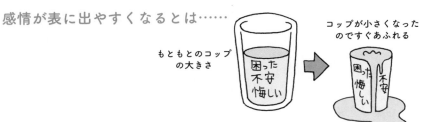

何が「地雷」?

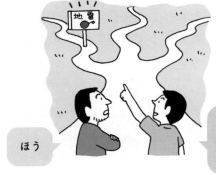

地雷を踏む前に気持ちを切り替える

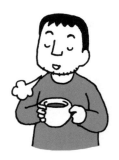

地雷から遠ざけてクールダウン

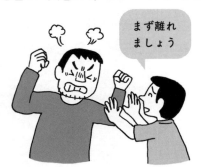

振り返る

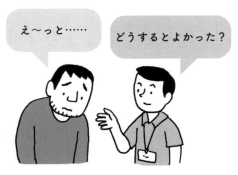

脳を損傷すると、感情のブレーキがききにくくなることがあります。突然カッとなって怒鳴る、暴力をふるうなど、周りに対して攻撃的になってしまうと、人間関係の悪化を招いてしまいます。

　怒りの仕組みはよくコップにたとえられます。コップに水が注がれるようにストレスが徐々にたまり、コップから水があふれる、つまりストレスがあふれると、怒りとなります。感情のブレーキがきかないということは、このコップが小さくなった状態といえます。

　怒りは、決まった場面やきっかけで生じることがあります。何がその人にとっての怒りの「地雷」になるのかを見極めましょう。「地雷」となる話題や状況を避け、「地雷」を踏まないことで怒りにブレーキをかけるという方法があります。しかし、現実には避け切れない「地雷」もあるでしょう。そのような場合は、怒りが爆発する前に、休憩や気晴らしになることをするなど、気持ちを切り替える方法を見つけておきましょう。「暴力は絶対にダメ！」など、約束して守ってもらう方法もあります。

　ブレーキがきかずに怒りが爆発してしまったら、まず「地雷」から遠ざけ、気持ちがクールダウンするまで待ちます。「そんなことで怒らないで！」と説得したり対立したりしても、火に油を注ぐだけになってしまい、かえって逆効果になることもあります。

　怒りが爆発した後、気持ちがクールダウンしてから、怒りについて振り返ります。なぜ怒ったのか、どんな行動を取るべきなのかを一緒に考え、今後に活かせるようにしていきます。ただし、怒りがぶり返すだけで、振り返りが難しい場合は、周りの人が「地雷」を避け、踏まないようにする対応が中心になります。また、怒りのブレーキをうまくかけられたときには、「できた」経験を振り返り、自信につなげていきましょう。

　認知機能など、感情以外の状態をチェックすることも大切です。遂行機能障害があって頭のなかが整理できないために不安が強かったり、言語理解の悪さから周囲との意思疎通ができていなかったりすることが怒りの背景にあることもあります。また、感情コントロールの低下が著しく、対応が難しいときには、薬物療法を検討したほうがよい場合もあります。

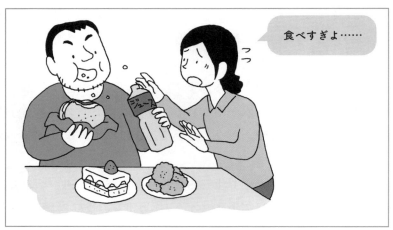

日課をつくる

ルールを決める

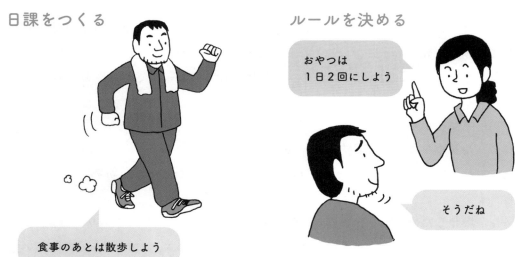

成果を「見える化」する

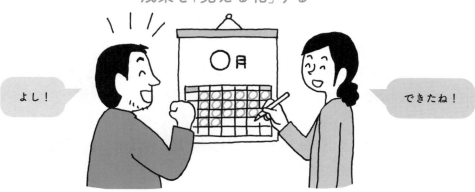

脳のダメージにより、理性のブレーキがきかなくなって、欲求が抑えられなくなることがあります。「○○し過ぎ」の状態です。

　食べ物をあるだけ食べてしまったり、お酒やコーヒー・ジュースを飲み過ぎてしまったり、浪費して金銭管理ができなくなってしまう場合もあります。何時間もゲームをし過ぎてしまったり、対人技能の拙劣（1−13：p.32）もあると、スタッフにつきまとって迷惑な行為をしたり、性的な行為や発言をしたりする場合もあります。

　これらの行動には、その場の気持ちを抑えられずに衝動的に行動してしまう「脱抑制・衝動性」のほかに、見通しを立てられない「遂行機能障害」、覚えていない「記憶障害」、不安な心理状態など、複数の絡み合った症状が背景にあることがあります。そのため、「○○し過ぎ」の背景にどんな症状があるのかを見極めることで、対応の方法が異なります。

　何もすることがない状況になると手持ちぶさたになって、欲求で頭がいっぱいになり、つい手を出してしまうことがある場合は、日々の日課をつくって、欲求から気をそらしましょう。

　何かにとらわれてしまい、自分で欲求のブレーキをかけることが難しい場合は、問題となる行動の内容や頻度について、ルールを決めましょう。例えば、タバコを吸い過ぎるなら「タバコは1日5本」、お金を使い過ぎるなら「印鑑や通帳は家族が持つようにして、1週間ごとの小遣い制にする」とルールを決めておきます。なぜその行動がよくないのか冷静に伝えて、具体的な対応策を本人と一緒に考え、本人の納得のうえでルールが決められるとよいでしょう。うまくできたらカレンダーに印をつけ、できたことを「見える化」（2−1：p.50）すると、やる気アップにつながるでしょう。

　どうしても歯止めがきかない場合は、強制的な手段を取らざるを得ません。メールの出し過ぎやインターネット通販、ゲームの課金のし過ぎなどを防止するために、スマートフォンの機能を限定する、重要で高額な契約を無断でしてしまう場合は、契約を他の人に代わりに行ってもらうための成年後見制度等の利用を検討するといった例があります。

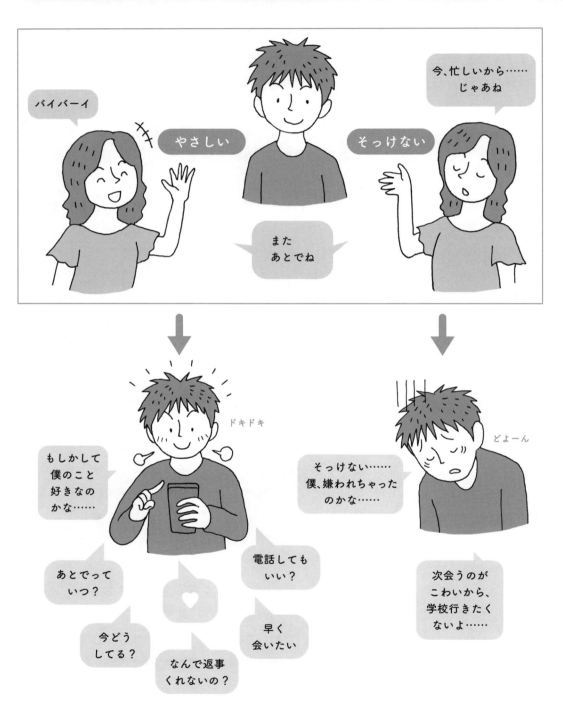

うまくいかないと感じたら、支援者など信頼できる人に相談を!!

コミュニケーションには、交わす言葉のほかに、顔の表情や身振り、声のトーンなど非言語的なメッセージが含まれます。特に、日本人のコミュニケーションは、このような間接的な表現を多く用い、言葉の裏や行間を読む文化であるともいえます。

高次脳機能障害の症状の一つに、非言語的なコミュニケーションを読み取るのが難しくなり、言外の意味を推し量れず、対人関係をうまく保てなくなるものがあります。例えば、「また今度遊びましょう」といった社交辞令をまともに受け取り、「今度っていつ？」としつこく誘ってしまい、空気が読めないと敬遠されてしまうのです。また、相手の気持ちを推し量ることが苦手なので、相手のちょっとした態度に反応し、「自分のことを好きなんだ」と思い込んで舞い上がり、毎日のように一方的な SNS メッセージを送りつけ、連絡先をブロックされてしまったり、逆に「自分は嫌われている……」と思い込んでふさぎ込むのですが、相手は特に何とも思っていなかったりということもあります。また、相手のうまい言葉に乗せられて嫌な仕事を引き受けるはめになってしまったり、キャッチセールスのおだてに乗って高い商品を契約してしまったりするなどのトラブルや被害も聞かれます。

情報処理や遂行機能の障害があると、1対1のコミュニケーションでは目立った支障がないものの、集団では会話や会議のスピードについていけず、内容を理解したり、自分の意見をまとめようとしているうちに、その会話が終わっていたということも多いようです。大きなトラブルにはならないまでも、集団での会話に苦手意識が生まれてしまい、休憩時間を一人で過ごすようになってしまったという話もよく聞かれます。

相手にしつこくしてしまうときには、「連絡は1日3回まで」「〇時以降は電話しない」と具体的に約束しましょう。相手の気持ちに対する思い込みが強いときは「実際はどんな言葉を言われたのですか？」と事実と照らし合わせて確認すると、思い込みを自覚できることがあります。

会話のスピードについていけないときには、周囲にゆっくり話してもらったり、本人の状況を理解している人に「こういう話だけどどう思う？」と要点を繰り返してもらったり、時々話を振ってもらうようにお願いしておくのもよいかもしれません。

社会的行動障害－④固執性

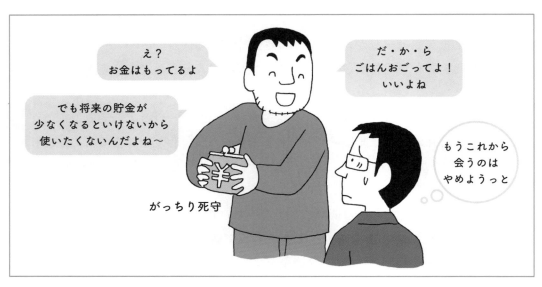

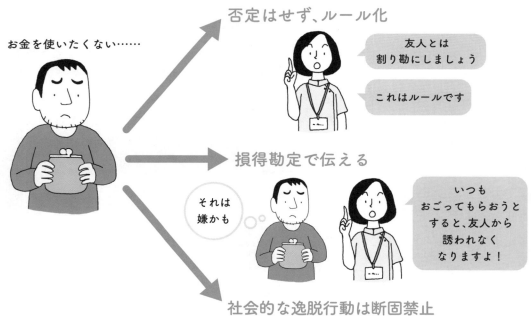

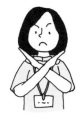

やたらとこだわりが強くなり、周囲が辟易するほどエスカレートしてしまう場合があります。これを「固執性」といいます。人は誰でも自分なりのこだわりはもっているものですが、他人に迷惑をかけたり、自分の生活を脅かすようなことはありません。高次脳機能障害の症状の一つである固執性は、その範囲を超えてくる点が問題となります。

　例えば、宿題が出たときに、「早くやらなくてはいけない」とすべてのページを終わらせるまで取り組もうとすることがあります。うまく問題が解けないとイライラしたり、夜遅くまでかかってしまって生活リズムが崩れる原因になることもあります。「節約しなくてはいけない」のは一般的な通念ですが、お金があるにもかかわらず、必要なときにもお金を使おうとしなかったり、友人におごってもらおうとしつこくするとしたらどうでしょうか。友人が離れていってしまうことにつながりかねません。

　また、ルールやマナーに固執するあまり、電車内での通話やタバコのポイ捨てなど、ルールを遵守しない人を見かけると必要以上にイライラしたり、たまらず注意をしてしまいます。直接相手に働きかけるためトラブルになりやすく、場合によっては警察沙汰になることもあるのですが、「自分は正しいことをしただけで悪くない」と独善的になりやすく、同じようなトラブルを繰り返し、対応に苦慮することも少なくありません。

　これらは、「しなくてはいけない」という思いが強くなり、自己コントロールや状況、起こり得る結果の予測に合わせて柔軟に対応を変えるということが難しくなっていることに由来します。こだわり自体を否定すると頑なさが増したり、怒り出したり、その内容を延々と説明したりするので周囲が辟易することがあります。その場合は、こだわり自体を否定するのではなく、適度な回数や程度を伝えてルール化するとよいでしょう。こだわりすぎて他人に迷惑をかけてしまうと、大切な友人が自分から離れていってしまうことを損得勘定で伝えてみるのもよいかもしれません。社会的に問題となる行動は、断固として禁止することも必要です。不安がベースにある場合には、投薬などの治療が必要な場合があるため、精神科と連携して支援することが必要になることもあります。

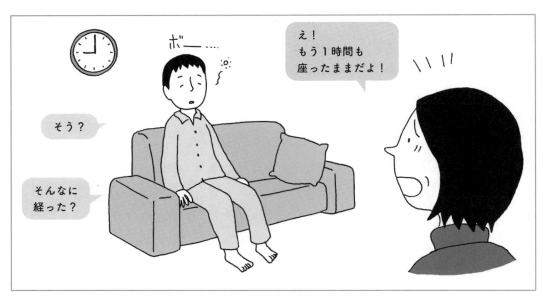

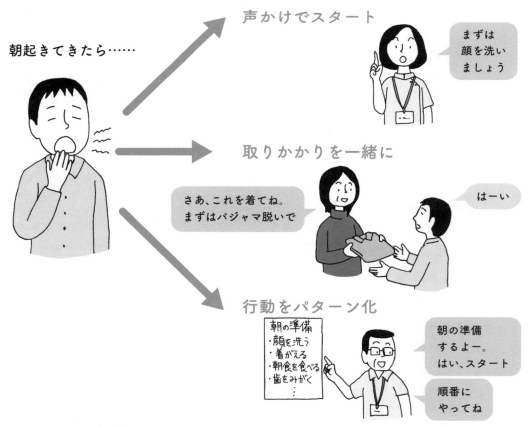

「何をするにも自分から動かず、声かけが必要になってしまいました」という訴えを家族から聞くことがあります。「朝、起きてくるけれど、自分から着替えや洗面をせずにぼーっとしている」「以前は趣味が豊富で活動的だったのに、物事に無関心になってしまった」ということがある場合、意欲や発動性が低下したためと考えられます。周りから見るとやる気や関心がないように見えるのですが、実は本人はやるべきことをわかっていて、いったんやり始めればきちんとできてしまうことも多いようです。つまり、行動を開始するスタートボタンが壊れている状態だと考えるとよいでしょう。周囲に積極的に迷惑をかけるようなことはありませんが、リハビリテーションや社会生活において自立を進めていこうとするとき、意欲や発動性が低下していると、本人の主体性が必要な場面で問題となります。日常生活では、行動を促してくれる身近な家族の見守りや援助が欠かせないため、どう対応してよいのか困り果ててしまうというかたちで相談につながることもあります。

　本人に任せているといつまでも動き出せないため、目的の行動が始めやすいように声かけをしたり、行動の取りかかりだけ一緒に取り組んだり、時間になったらリマインドするようなスケジュール管理を行うことで動きやすくなるよう工夫をするとよいでしょう。また、朝の準備などの毎日のルーティンについては、一連の行動をパターン化すると流れに乗って行動しやすくなり、いずれは声をかけなくてもアラームなどの合図で行動をつないでいけるようになるでしょう。

　趣味活動への参加については、本人が本当にやりたいと思っているかを確認することが大切です。例えば、以前に楽しんでいた趣味を再開してみたらどうかと働きかけることはよくありますが、やってみると以前のようにうまくできなくなっているために本人の気持ちが乗らないこともあるのです。誰かと一緒に取り組んだり、習い事のように一定の枠組みがある場のほうが、活動しやすくなるかもしれません。

入院中

入院しているのか……

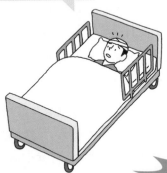

今までどおりのことができれば気にとめられることもない

トイレでも行こうかな

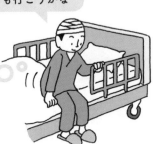

ところが社会生活に戻ると……！！

間に合わない!!

忘れてた！

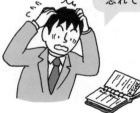

うそでしょ？！この私が？！

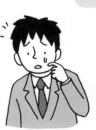

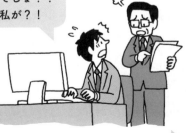

ちょっとしたことで涙が出る……以前はこんなことでは泣いてなかったのに……

「これ、ミスあるよ！」「それも！」「あれも！」

以前の自分ならこんな失敗しなかったのに……

もともと完璧ではないけど……さすがにここまででは……

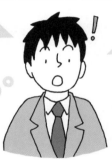

病院で高次脳機能障害の話を聞いたけど、こういうことなのか！これが見えない後遺症か！

知識の獲得＋できない体験
↓
病識を深める

病識 とはもともとは精神科領域で用いられる言葉で、自分の病気や、異常体験、行動をいつもとはちがう異常なこととして正しく認識していることを指します。病識が不十分な状態を、病識欠如や病識が乏しいなどと表現します。精神疾患のなかには病状がよくなると病識が現れてくるものがあり、病識は改善度を見る一つの指標とされます。高次脳機能障害でも、障害の状況を的確に話せるようになると改善傾向ととらえることが多いです。

高次脳機能障害の支援では、うまくできなくなったことへの対策を身につけることが主となってきますので、病識のあることがベースになってきます。

にもかかわらず、高次脳機能障害は簡単には認識しにくいものです。病院のベッドの上で意識が戻った瞬間、「記憶力が落ちたかも」「こだわりが強くなったかも」とは思いません。できるはずのことができないという状況に直面してはじめて「あれ？　前の自分と違うぞ」と気づくものです。「約束が覚えられない」「単純な課題でミスを連発する」「些細なことで涙が出る」といった経験や周囲からの指摘で異変に気づき始めます。リハビリテーションのなかではタイミングをみて高次脳機能障害についての知識も伝えますので、知識と実体験を結びつけることで高次脳機能障害の病識は深まっていきます（1−20：障害を認識すること）。ただし、病識の深まり方には個人差があります。

また、なかには入院中や家庭生活では平気だったのに復職してから以前の自分との違いに戸惑う人もいます。悪化？　再発？　と不安になるのですが、大抵の場合は社会に戻って周囲から求められることがより複雑になったために障害に気づきやすくなったと考えられます。自分を客観的に俯瞰的にとらえられるようになったということの証でもあります。

また、障害に気づきながらも、認めたくないという気持ちの強い人もいます。この場合は否認という状態にあります。否認の場合は、無理に障害に直面させて認めさせるようなことはせず、その人のペースで受け入れていくことに寄り添います。

なお、高次脳機能障害においては病識を障害認識と置き換えることもしばしばあります。

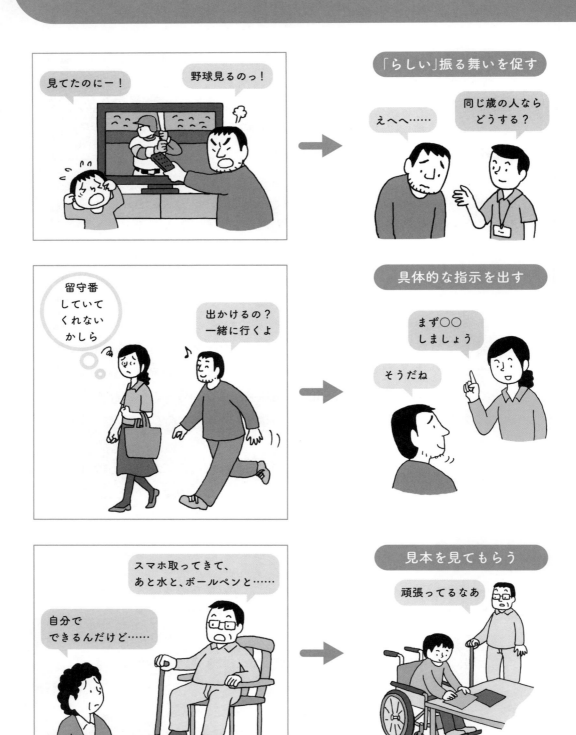

高次脳機能障害になると、子どもっぽくなったり、できることも人に頼って自分で判断ができなくなったりすることがあります。

　例えば、大人なのにお菓子やゲームなどを子どもと本気になって取り合ったり、どこに行くにも家族について行きたがったりするような状況です。ほかに、無理を言って何でも周りの人に頼んで自分で行おうとしなかったり、自分の思うようにいかないと幼稚な行動をとったりすることもあります。些細なことでも判断は親任せになるという場合もあります。また、実際は小学6年生なのに低学年の子どもとしか遊べないといった場合もあります。

　このような場合、その人の年齢や立場相応の行動ができるように促していくことが大切です。「らしい」振る舞いを一緒に考え、繰り返し促しましょう。子どもとのけんかを防ぐために、「お菓子は半分ずつ」など、あらかじめルールを決めておく方法があります。

　また、自分では何をすればよいかわからなかったり、発動性が低下していたりして人に頼りがちなときは、具体的な指示をすることで、自分でやろうとする気持ちが芽生えてくるかもしれません（2−11：一つにまとめず具体的に伝える）。ほかに、同じ障害のある人とともに過ごし、ふさわしい行動の見本を見てもらうこともよいでしょう。

　スモールステップで実行できることから取り組み、できたときには成功を一緒に喜びましょう。

1-18
キャパシティ（容量）

図1 健常者の場合

（注意・記憶・情報処理に問題がない場合）

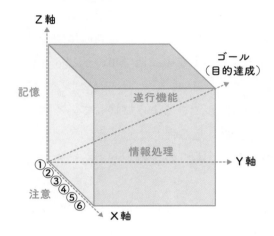

図2 高次脳機能障害者の場合

（注意・記憶・情報処理に障害がある場合）

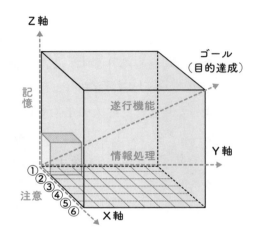

図3 高次脳機能障害で
注意障害が伴う場合の容量

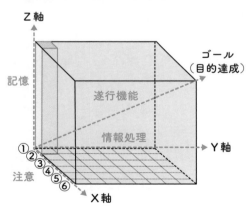

図4 高次脳機能障害で
記憶障害が伴う場合の容量

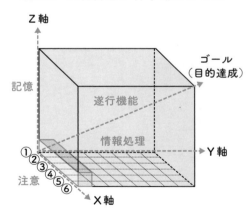

出典：蒲澤秀洋監，阿部順子編著『チームで支える 高次脳機能障害のある人の地域生活——生活版ジョブコーチ手法を活用する自立支援』p.65，中央法規出版，2017年を一部改変

高次脳機能を図にしてみました。ざっくりと表現するのであれば、高次脳機能障害は全体の容量が小さくなっていると考えるとわかりやすいでしょう。

　X軸を注意、Y軸を情報処理、Z軸を記憶として、それら全体の能力を使って目的達成していくプロセスを対角線で遂行機能としました。高次脳機能障害のある人は注意、情報処理、記憶といった機能が低下しており、障害のない健常者の容量の大きさに対し（図1）、高次脳機能障害のある人のキャパシティ（容量）はかなり小さくなっているといえるでしょう（図2）。

　そのため、その人のキャパシティを超える情報が求められると、同時に複数のことに注意を払えなかったり、新しいことを覚えられなくなったりします。結果として、目的に沿った行動が行えなくなることになります。

　ただ、高次脳機能障害のある人も、それぞれの障害にあった対応をするとよいので、例えば、注意力が著しく低下している人（図3）、記憶力が著しく低下している人（図4）など様々です。注意障害が重篤な場合は、1点しか注意が向かわないため、同時に注意を払わないといけない事柄は、工程を細分化するなどの対処方法をとっていくことが有効になっていきます。また、記憶障害が重篤な場合は、その場ではある程度の処理はできますが、時間が空くと忘れてしまってできなくなるため、手順書やメモを活用することで補うことが有効になってきます。

　その他、例えば、ミスを指摘されたときなど、以前であれば、そんなにイライラしなかったエピソードも、受傷後はイライラしてしまうことがよく起こります。これもある意味では、起こっているエピソードを受け止めるだけのキャパシティがなくなり、感情があふれ出た状態になっていると考えられるでしょう。

　このように、高次脳機能障害の状況や程度については、人それぞれになるため、行動観察をしながら、その人がどの程度のキャパシティがあるのかをとらえていくことが現場の支援では大切になってきます。

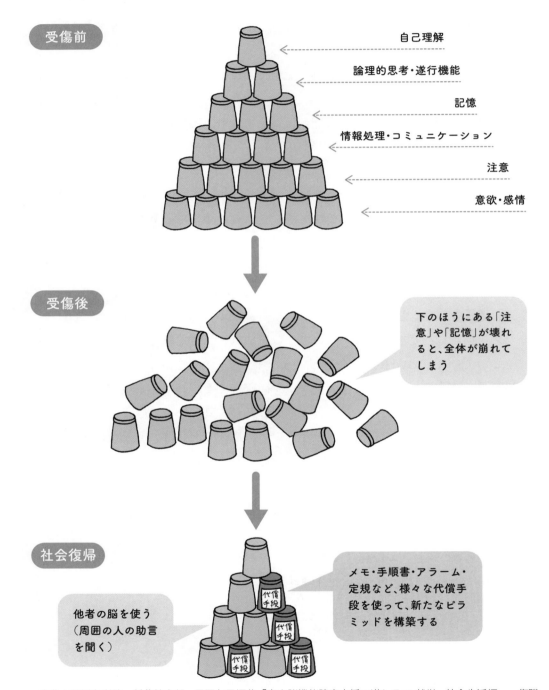

受傷前

自己理解

論理的思考・遂行機能

記憶

情報処理・コミュニケーション

注意

意欲・感情

受傷後

下のほうにある「注意」や「記憶」が壊れると、全体が崩れてしまう

社会復帰

メモ・手順書・アラーム・定規など、様々な代償手段を使って、新たなピラミッドを構築する

他者の脳を使う（周囲の人の助言を聞く）

代償手段

出典：深川和利監，稲葉健太郎・長野友里編著『高次脳機能障害支援の道しるべ 就労・社会生活編——復職・新規就労から就労継続まで ライフイベント別生活サポートのヒント』p.15，メディカ出版，2018年を一部改変

高次脳機能障害を理解する際に、認知機能の全体をイメージしておくと、よりわかりやすくなります。高次脳機能のなかでも、「意欲・感情」「注意」「情報処理・コミュニケーション」「記憶」「論理的思考・遂行機能」「自己理解」などのより高次な機能のことを前頭葉機能と呼びます。その前頭葉機能を説明するのにわかりやすい図が、左ページになります。ピラミッドの底辺には、「意欲・感情」があり、その上には「注意」「情報処理・コミュニケーション」「記憶」があり、そのまた上には、「論理的思考・遂行機能」「自己理解」があります。

　例えば、「スポーツスタッキング」という遊びをご存知でしょうか？　コップをピラミッド状に重ねていくスポーツです。コップを重ねてピラミッドにしていくのですが、途中でコップが倒れたり、足りなかったりすると、結局、上のコップまで重ねることができなくなります。同様に、「意欲・感情」は「注意」に影響を与え、「意欲・感情」「注意」は「情報処理・コミュニケーション→記憶→論理的思考・遂行機能」に影響を与えます。つまり、認知機能は単独に存在しているのではなく、ピラミッドの下から上へ常に影響を及ぼしているのです。そして、ピラミッドの一番上には「自己理解」があり、とても高度な機能となります。

　では、いくつかのコップが欠けた状態となった受傷後は、どのようにしていけばよいのでしょうか。「注意」や「記憶」といった認知機能が低下した場合、メモや手順書など、様々な代償手段を使って、失われたコップを補完し、新たなピラミッドを再構築していく必要があります。ただ、それは簡単なことではありません。今まで自然にできていたことが急にできなくなったため、欠けたのはどのコップか、どんなコップを補うかを見極めるのに時間がかかるのです。人の習慣は簡単には変わらないものです。それでも、今の自分の認知機能に合ったやり方を新しく身につけていけば新しいピラミッドをつくることもできます。自己理解は、ピラミッドの最上部ですから、よりいっそう、周囲の助言を聞きながら時間をかけて咀嚼する必要があります。支援者は受傷後、時間をかけて現実で起きていることをフィードバックし、自己理解を促しながら、メモや手順書などの様々な代償手段を使ったり、周囲の人の助言を聞いたりする行動がとれるように、新たなピラミッドを再構築することを支援することが重要となります。

障害を認識すること

▶ 障害認識の階層

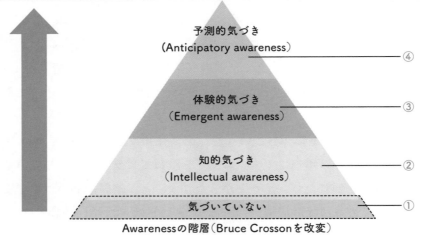

予測的気づき
(Anticipatory awareness) ④

体験的気づき
(Emergent awareness) ③

知的気づき
(Intellectual awareness) ②

気づいていない ①

Awarenessの階層（Bruce Crossonを改変）

出典：Crosson, B., Barco, P. P., Velozo, C. A., et al.：Awareness and compensation in postacute headinjury rehabilitation. Journal of Head Trauma Rehabilitation, 4 (3), pp.46−54, 1996. を一部改変

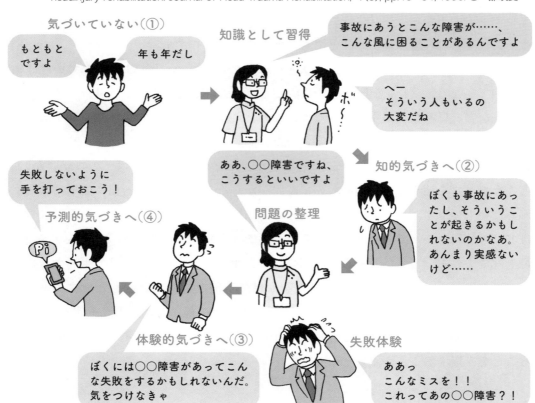

気づいていない（①）

もともとですよ

年も年だし

知識として習得

事故にあうとこんな障害が……、こんな風に困ることがあるんですよ

へー そういう人もいるの大変だね

ああ、○○障害ですね、こうするといいですよ

問題の整理

知的気づきへ（②）

ぼくも事故にあったし、そういうことが起きるかもしれないのかなあ。あんまり実感ないけど……

失敗しないように手を打っておこう！

予測的気づきへ（④）

体験的気づきへ（③）

ぼくには○○障害があってこんな失敗をするかもしれないんだ。気をつけなきゃ

失敗体験

ああっ こんなミスを！！これってあの○○障害？！

障害を認識することが難しい場合（1-16：社会的行動障害-⑥病識欠如）、「どうしたら障害があることを認めて、対処するようになりますか」と支援者や家族から聞かれることがあります。事故や病気になったとはいえ、見た目も自分の感覚も前と変わらないのに、「記憶力が悪い」「不注意になった」等と言われてもすぐには受け止められず、年齢や検査のせいにしたり、もとからだと言い張ったりするのも無理はないでしょう。そこで、本人の障害の認識を進めるための方法として、左ページの図のようにまず障害のことを客観的に知り、自らのこととして受け入れ、対処法を考える、という順で下の段階から上へと積み上がるように進めるやり方を紹介します。

　知的気づきとは、障害のことを知識として知っている段階です。まったく気づいていない段階からこの段階に進むためには、「頭を打つと、こんな障害が出ることがあります」「記憶の機能が悪いと、こんなことで困ります」といった"説明"が効果的です。**1-4：記憶障害と対応**を参考に、わかりやすい説明をしましょう。最初は「ふーん、そんなことあるのか」程度なのが、何度か説明されたり、インターネットや本で情報を得て知識の積み重ねができていくうちに、「もしかすると自分もそうかもしれない」と考えられるようになります。

　体験的気づきとは、実際の生活や仕事で失敗して自分が困ったり、人から指摘されたりする経験を、知的気づきの段階で得た知識と結びつけられるようになっていく段階です。支援者は本人がうまくいかない経験をしたときに、それが何の障害でどう補ったらよいかを整理するのを手伝います。「それは注意障害のせいかもしれないね」「記憶の機能がよくない人はこうするとよいそうだよ」等と、失敗体験を補う方向へ気持ちを向けましょう。

　予測的気づきというのは、自分の障害を正しく理解し、それによって問題が起きないようあらかじめ手を打っておくことができる段階です。メモや目印などを自ら用意し、問題が起きたときの対処も考えておくなどの行動が自らできるようになってきます。

　このとおりに進まなかったり、いったん上の段階に進んだと思ったのに、また下の段階に戻ってしまったりすることもあるかもしれません。できないことに気づくということは、本人にとってとても大変な作業ですので、時間をかけてゆっくりと進めていきましょう。

第 **2** 章

障害の特性をふまえた
「わかりやすい」説明
11のメソッド

見える化する

　今では聞きなじみのある「見える化」という言葉が使われるようになったのは、1988（昭和63）年にトヨタ自動車が発表した論文のなかで使われたことが最初だといわれています。よく混同される「可視化」は「本来見えないものを目で見えるように文字や数字あるいはグラフや映像にしてとらえやすくすること」であり、「見える化」は「本来見えないものを誰もが常に見られる状態にすること」といった意味合いの違いはありますが、あまり区別されずに使われることも多いようです。ビジネスにおいてはメリット、デメリットの両方を指摘される見える化ですが、高次脳機能障害の支援においては、障害の状況や心理的な状態に配慮しながら取り入れることで、有効性を理解しやすい手近な手法として多く用いられます。

　見える化は、主として本人と家族、支援者が問題点を共有したり、周囲がサポートしたりする際にも役立ちます。例えば、薬を飲み忘れてしまう人に、「もう飲みましたか？」と尋ねても、記憶障害が重い場合は飲んだかどうかはっきりしないこともしばしばあります。こういったときに役立つのがお薬カレンダーによる見える化です。あらかじめお薬カレンダーに薬をセットして目につく場所に置いておくことで、本人も薬を飲むことを思い出して飲み忘れを防ぐことができますし、周囲も状況の正確な把握ができ適切に声をかけて服薬を促すこともできます。また別の例としては、チェックリストの使用があります。達成すべき重要な事項をリストにして、終わったら印をつけるようにすることで、本人と支援者が目標を整理、共有できます。このチェックリストを互いにいつでも見られるように壁に貼っておくなどして見える化を図りましょう。

　高次脳機能障害の支援において留意すべき点は、手当たり次第に見える化をすることで重要な事項が埋もれてしまうことを避けるため、優先順位をつけて取り組んでいくことです。また、支援における見える化はあくまで本人の低下した能力を補うことで生活をよりスムーズに送れるようにすることが目的ですので、プレッシャーがかかりすぎるなど不利益のほうが大きくなるような場合は別の方法を模索する必要があります。

標準化・客観視する

　例えば健康診断で血液検査をすると、様々な値が結果として出ます。ただ数字を見るだけでは、何を示しているのか判断はとても難しいものです。実際には検査値の横に基準値が定められていて、それを見て「○○の値が高い」と自分自身の健康状態を知ることができます。この基準値を統一し、数字で比較できるようにすることを「標準化」するといいます。高次脳機能障害に関しても、統一された基準値が定められた「標準化」されている検査が多く活用されています。

　高次脳機能障害は目に見えません。したがって検査することで「見える」ようにする必要があります。標準化された検査には様々な種類があったり、難しいものも多いので、「仕事には関係ない」とか、「検査ができなくても困らない」と感じることも少なくありません。もちろん検査がすべてではありませんので、仮に検査ができなくても慣れた作業は問題なく行えるということもあります。しかし、実際に自分自身の今の状態を基準値と照らし合わせて客観的に理解することは、ご家族や周囲の方々に自身の状況を伝えるためにも有用です。

　病識の欠如があり、「自分はできる、問題ない」などと過大評価してしまう場合、検査結果を伝えたとしても「こんな検査ではダメだ」などと原因を自分以外のもののせいにしてしまうことがあります。そうすると、ただ検査結果を伝えるだけでは、反発して自分自身の状況について目を背けてしまい逆効果になりかねません。そのような場合は、まずは一般論として「脳にダメージを受けるとこういうところが苦手になりやすいですよ」、あるいは「例えば注意障害があると生活でこういうことが起こりやすくなります」など知識として伝えた後、実際の生活での失敗体験を紐づけて伝えると受け入れやすくなり、自分自身を客観視するきっかけになります。これらの具体的な障害への気づきに関しては、**1－20：障害を認識する**ことを参照するとよいでしょう。

図や絵を用いて説明する

　複雑な内容も、図や絵を使って説明すると、理解しやすくなります。高次脳機能障害があると、長い説明を頭のなかにとどめておけない、物事を全体的にとらえられない、といったことが起こりがちです。図を使うことで、物事の流れや構造、いくつかの事柄の関係性がとらえやすくなります。絵を使うことで、物事のイメージがつかみやすくなります。テレビの情報番組では、パネルやフリップで図を見せながらニュースが伝えられることが多くあります。子どもは、歴史を勉強するとき、教科書よりもマンガになっているほうが、興味をもちやすいかもしれません。

　高次脳機能障害の内容や、休職に伴ういろいろな手続き、障害者福祉のサービスなど、けがや病気になって初めて聞くような、聞きなじみのないことは、わかりにくい内容が多いと思います。そんなときに、図や絵を使って説明してみましょう。この本でも図や絵をたくさん使って、高次脳機能障害の内容や対応がひと目で見てわかるようにまとめています。

　また、伝える側にとっても、図や絵で表すことで内容が整理され、伝える側の理解の促進にもつながります。

　ただし、図や絵はわかりやすく伝えるために役立ちますが、情報量が多過ぎると、わかりにくくなってしまいます。失認のため、見て理解することが苦手になっている場合もあります。図や絵は、あくまでシンプルに、ポイントを絞って使うことが大切です。

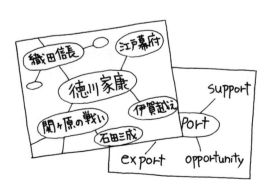
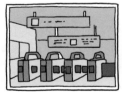
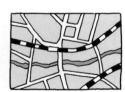

メタファーを利用して説明する

「メタファー」という言葉にあまりなじみがないかもしれませんが、日本語では「暗喩」を意味します。「〜のような」や「〜のごとく」という直接的な表現ではなく、「人生は旅そのものだ」「君は僕の希望の星だ」といった表現を指し、物事のある側面について具体的なイメージを喚起できる言葉や説明で置き換え、わかりやすく表現する働きがあります。メタファーは、内容次第で「親しみやすさ」や「共感しやすさ」を演出することができるため、本人が理解できると、心地よい納得感を得ることができます。また、メタファーは比喩やたとえで表現するため、実際の問題を間接的かつ客観的な視点で見つめる効果が期待できます。高次脳機能障害のある人への支援の場面でも、問題行動について直接的に注意すると反発が生じやすいものですが、本人が理解しやすく、身近なたとえ話で説明すると、さほど感情的にならずに話を聞き入れてもらうことができることがあります。

メタファーを使って説明するときのポイントとしては、次のものがあります。

① 長々と説明せず簡潔に

② 共感しやすい内容を選ぶ

③ ユーモアのある面白いものを使う

本書のねらいの一つも、まさにメタファーの使い方です。様々な場面でおすすめのメタファーと具体例を載せていますので、参考にしてください。

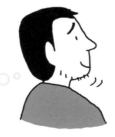

リハビリは
短距離走ではなくて
マラソンを走る
ようなもの

社会復帰を
ゴールと考えるなら、
しっかり準備しないと
完走できませんよね

地に足をつけて
リハビリしないと
いけないんだな……

平易な言葉や短いフレーズに置き換える

　高次脳機能障害のある人は注意・記憶・理解等の認知機能の障害により、相手の話す言葉が長いフレーズであったり複雑だったりする場合、それらを正確に理解することが難しくなります。また内容を記憶にとどめておくことも困難です。

　仕事場面では上司から長い指示を受けても速やかに理解することは苦手ですので、指示する中身は、やさしい言葉でかつ少量にすることや、具体的でストレートな表現にすることが大切です。指示内容を文章だけでなく、番号をつけ簡易に整理して紙に書くなど見えるようにする工夫も有効です。

　また高次脳機能障害のある人は自身の障害を理解することも苦手です。障害を理解するためには自身の頭のなかで言葉を用いて「自分の苦手になっていること」を整理できなければならないからです。自分の障害を理解しスムーズに生活を送るためには難解な表現は避け、「やさしくわかりやすい言葉」に置き換えて話をするとよいでしょう。

　例えば障害が残っているということを説明するために、「今は頭のなかのケーブルでつながりにくい部分があるようです。まずどこがつながりにくいのか一緒に見ていきましょうね」と、説明します。また「きちんとつながっていて、以前と変わらず動いている部分もあるので大丈夫ですよ」と本人が安心できる言葉も添えるとよいでしょう。

　そのうえで注意力低下・記憶力低下等を具体的に説明する場合は、その人の生活歴・職歴を参考になじみやすい表現に工夫してみましょう。例えば自動車製造の職歴がある人に、自身の注意力低下への気づきのために「不注意により部品に一つでも不具合があれば車は安全に動きません」と説明したり、飲食店経営の人に自身の記憶力低下を認識してもらうために「飲食店で注文されたメニューを一つでも忘れたら大変ですね」等の表現で身近なことに引き寄せて障害を説明するとよいでしょう。

　そして本人があとで見返すことができるようその人それぞれに適した表現で書き残す（ツールを作成する）ことも必要です。文字がよいのか絵や図がよいのか、工夫を重ねましょう。本人が理解・納得できるポイントは何か？　一番腑に落ちる言葉とその事柄が記憶に残る方法は何か？　と、日頃からの会話や注意深い見守りを通じて模索していくことがこの支援のポイントでもあります。

周りの理解を統一する

　例えば「お菓子などが目の前にあると際限なく食べてしまいます。このままでは太るし、病気になるのではと心配です」と家族から相談を受けることがあります。欲求が抑えられず欲しいと我慢できないという状況は比較的よく見られる症状です。このような場合に「今日はもう○本もジュースを飲んでるね。少し飲み過ぎているようだけど、本数を記録しているノートを見てみましょうか？」と声かけし、事前に本人と決めておいた1日分の目標本数の確認を促すことがあります。しかし、別の人が「育ち盛りだから仕方ない」とか「たまにはいいよね」等と本人の行動を認めてしまうと、混乱したり、都合のよいように受け取って支援がうまくいかないことがよくあります。家族を含めた周囲の人たちが目標や支援方法等の情報を共有し一致した対応をすることが効果的な支援のカギとなります。

　また、伝え方によっては、内容が同じであっても誤った理解をしてしまうこともあります。例えば「主治医は仕事に戻れると言ったのに、支援員は戻るのは心配と言うんです。いったいどっちが本当なんですか？」と混乱された様子でケースワーカーのところに相談に来られることがあります。事実を確認すると、主治医は「疲れやすさもあるようですが、訓練で耐久性向上に取り組んでいるようですね。職場の受け入れ体制もよいと聞いているので、勤務時間などの配慮があれば先々は復職できる可能性はあると思います」と伝え、就労支援事業所の支援員は「現状では疲労性が高く、午後からの作業は集中力が途絶えがちなため、まずは1日を通した耐久性をつけないと仕事に戻るのは心配です」と伝えたようです。高次脳機能障害のある人のなかには、記憶障害や注意障害などから会話の内容が部分的な理解になったり、とらえ違いをしてしまうこともあり、その結果混乱してしまう場合があります。当事者を取り巻く支援者や家族が情報を共有し一致した対応等を行うチームアプローチが大切であることは前述のとおりですが、伝える際の言葉もできる限り同じにすることで本人の記憶にも定着しやすくなり、何より安心して行動できるようになると考えます。このケースの場合は「本人の復職希望に向け皆が支援していること」「現時点では復職に際し課題があり、それは作業耐久性であること」「現在就労支援事業所で耐久性向上に向け訓練中であること」「勤務時間や休憩の取り方など職場の配慮についても今後確認を取っていくこと」などをかかわる支援者が共有し、本人に伝えること（必要に応じて紙面等）が考えられます。

否定しない

　本人の発言を否定しないことは、その人とよいコミュニケーションを図り、信頼関係を築いていくうえで大切なことです。

　高次脳機能障害があると、自分の障害について間違って理解していることや、現実的ではない考え方をしていることがしばしばあります。例えば、仕事ができる状態ではないのに「すぐ仕事に復帰したい」と早期の仕事復帰を希望されることはよくあります。その発言に対して「それは無理ですよ」と否定してしまうと、希望がもてずに落ち込んだり、「あなたに何がわかる！」などと、怒って頑なになったりしてしまうかもしれません。

　このようなときは、本人の言ったことをまずは受け止めましょう。「受け止める」ということは、「賛成する」ということではなく、「そういうお考えなのですね」と確認したり、「すぐお仕事に復帰したいのですね」と本人の言ったことを繰り返したりすることです。あいづちを打ちながら話を聞くという態度からも、受け止めていることを示すことができます。また、早期の仕事復帰を希望する背景には、焦りや不安があるかもしれません。発言の内容そのものではなく、背景にある気持ちをくみ取るようにすると、共感につながり、「気持ちをわかってくれた」という安心感をもってもらうことができます。

　本人との信頼関係を大切にすることで、アドバイスに耳を傾けてもらうことができるようになるでしょう。

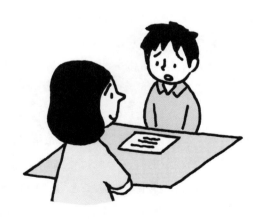

メソッド 8
肯定的な評価をする

　高次脳機能障害のある人は、自分自身が以前は意識しなくてもできていたことができなくなっている事実や、これまで身につけたスキル・築いた社会的地位をあきらめなければならないことに気づいて、焦燥感・劣等感・絶望感を抱き生活しています。自分ではできると思うのに周囲に止められる行動（例えば車の運転・火を使う料理・買い物等）も多く、自尊感情が失われてしまいます。それが意欲低下につながり、低下した能力の回復に固執してしまうこともあります。しかし体と同じく心も元気でなければ、穏やかに日常を過ごすことはできません。心が疲れていたり、無力感を覚えているようなときに大切なのは「心に栄養を与える」ことです。

　本人の肯定的側面に目を向け、それをより具体的に言語化して伝えましょう。特に自分自身が気づいていない強みについては、根拠を明確に示して「○○な点がとてもよい」と言語化することでポジティブな生き方、リハビリテーションでいう「あたらしい価値」に向き合うことができるようになります。これは否定×否定の表現（勉強しないと試験に落ちるよ）より、肯定×肯定の表現（勉強すると試験に合格できるよ）のほうがやる気がわくのと同じです。

　このようにもとのレベルから低下した部分（マイナス）でなく、病気になってから改善してきた部分（プラス）に目を向けることは大切ですが、そうなるためにも支援者自身が日頃の面談・見守りを通じてその人の強みを感受できる力が必須となります。高次脳機能障害により低下した能力ばかりでなく、キラッと光る強みをたくさん発見しようとする姿勢をもちましょう。

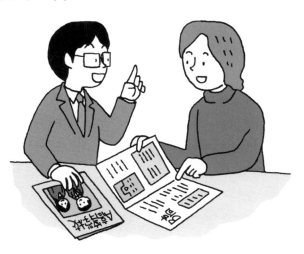

優先順位をつける

　高次脳機能障害のある人のスケジュール帳を見せてもらうと、ほとんど白紙に近い状態であったり、逆にたくさんの情報が書かれていて整理されていないことがあります。予定やタスクが雑多あるいは並列的に扱われていて、きちんと優先順位をつけていないと、期限があるようなタスクを完成できない事態が発生することが少なくないようです。優先順位をつけると、何をいつまでに終わらせるべきかがはっきりし、目標を達成するための予定を立てやすくなり、複数のタスクがあっても、順序よく取り組むことができるでしょう。以下に、優先順位をつける手順とポイントを述べます。

優先順位をつける手順

① すべき内容をまず列挙する
② 重要度と緊急度を考えて順位をつける
③ 順位にしたがって予定を立てる
④ 予定にしたがって遂行する

ポイント

① 見える化：頭のなかだけで考えるのではなく、「見える化」することで情報の漏れを防ぎます。
② 定期的に優先順位を再考する：新しい事案が出てくることもあるため、その都度、優先順位も書き直す必要があります。
③ 重要度と緊急度のどちらを優先するか：主として緊急度を優先するため、重要であっても緊急性の低い案件は後回しになってしまいがちです。こういうものは、必ず予定に組み込むようにし、そこは動かさないようにすることが大切です。

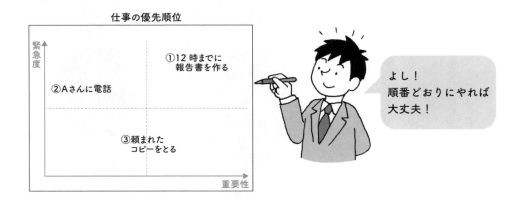

よし！
順番どおりにやれば
大丈夫！

メソッド10
トリガーの置き方・見せ方を工夫する

「家を出るときは鍵をかけて」「担任の先生に教材費を渡して」「仕事の帰りにスーパーで食パンを買ってきて」等と、指示をしておいても、忘れてしまうことがあります。そこで、玄関のドアに「鍵をかけること」と書いた紙を貼ったり、教材費を渡しなさいと教材費そのものに書いておいたりすることがあると思います。でもそれでは、その紙や指示自体が目に入らなかったり、見えていたとしても何度も目にすると模様のように感じて内容まで読まなくなってしまったりして、結局指示どおりに行えないということがよくあります。

このような場合、どこに指示を書いておくかが一つのポイントになります。必ず手に触れる場所、何かをしようとすると邪魔になるような場所にするという手を使ってみましょう。例えば、教材費を払うということを、子どもの筆入れのなかにメモを（たたまずに）入れておきます。そうすると、筆入れは必ず学校で開けますし、メモを取り除かなければ中身が出せませんので、手に触れます。そうすることで、メモに注意が向くわけです。鍵をかけるという指示も、ドアノブそのものに貼ってみたり、食後に薬を飲むようにという指示も、大好きな食後のデザートにかけたラップの上に貼ったりしてみてもよいでしょう。帰りに食パンを買ってきてほしいという指示では、帰るときに必ず見るもの（定期券とか、財布とか、家の鍵とか……）にメモを貼りつけるというのもよいかもしれません。

こういった、思い出すための手がかりを「トリガー」といいます。トリガーの置き方、見せ方を工夫することで、うっかりミスや忘れ物が防げることが多くなるかもしれません。とはいえ、その人の生活や普段の物の置き場所などによって、使えるトリガーと使えないトリガーもあるかもしれません。どこにどんなトリガーを置くと有効か、身近な支援者の工夫の余地があるところです。

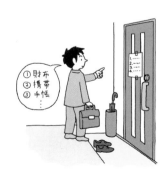

一つにまとめず具体的に伝える

　例えば5分でできる仕事が四つあった場合に、まとめて指示を出してしまうと20分で終わらず、1時間以上かかったり、混乱してとりかかれなかったり、また何がその指示に該当するのかわからず、従えないようなことがあります。まとめ指示というのは、「部屋をきれいにして」とか、「夏休みの宿題を早めにやって」とか「晩ご飯をつくって」とか「人には失礼なことを言わないで」といったものがそれにあたります。特に遂行機能障害（1－6：p.18）がある場合、何かの行動をするときに自ら計画したり、実行に移すことが難しくなっています。

　「部屋をきれいにして」と指示するよりも、「まず本棚のほこりを落として」「机の上を拭いて」「床に掃除機をかけて」……と順番に言ったり、書いたものを渡したりすれば、混乱なく行うことができます。

　「夏休みの宿題を早めにやって」では、「早め」とはいつを指すのか、何をすればよいのかわからなくなってしまいます。一緒に計画を立て、「何日にこれ」「今週はここまで」と具体的な量や期日を順序立てて示すと取りかかりがスムーズです。また、特に読書感想文や夏休みの思い出の絵、工作などの自由度の高い課題は苦手になっていますので、具体的な内容を聞き取りながら、進め方のアドバイスをするとストレスがかなり減るでしょう。

　「晩ご飯」といわれると、献立から必要な材料をそろえること、下ごしらえ、ある程度同時に複数品できるようにつくるなどの計画が必要になりますが、それはとても難しいものです。「今日は何をつくる？」→「ハンバーグ」、「何が必要？」→「挽肉とハンバーグの素と……」というように一つずつ確認しながら一緒に手順を書き出すなどしてみるとよいでしょう。

　「人に失礼なことを言わない」というのは、発言自体が失礼であるかどうかの判断が難しくなっている可能性もありますので（1－13：社会的行動障害－③対人技能拙劣）、より具体的に、「○○のときに△△と言うのはやめましょう」と場面ごとに指示するとよいでしょう。また、こんな場合はこう言うとよいというような、見本を示すのも有効でしょう。

第 3 章

わかりやすい説明で納得！
場面別不安・悩み解消編

リハビリテーション

 注意障害

▶ よくある場面

> ちょっとミスがあったけど、たまたまです。
> 誰でもちょっとくらい間違えることあるでしょ？

> 不注意といっても、
> これから気をつければいいってことですよね？

> あの人、病気の休暇からの復職だけど
> いくら何でもミスが多すぎるわ。
> 以前はこんなことなかったのに……

> 本人がわかってないのが、ちょっと……

▶ わかりやすい説明 　対応方法

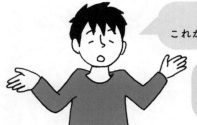

> 二つ分の✓はきっと後遺症……

受傷前　　　　受傷後

対策❶

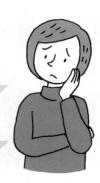

チェックリストで抜かりなく

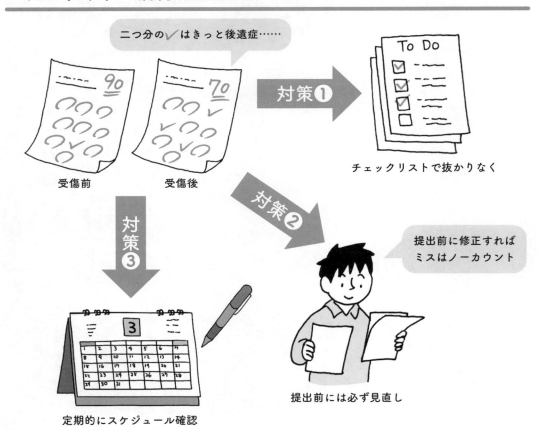

対策❷

> 提出前に修正すれば
> ミスはノーカウント

提出前には必ず見直し

対策❸

定期的にスケジュール確認

　人は誰しも生きていればミスの一つや二つどころではなく、たくさんのミスをしながら生活していますので、不注意でのミスを指摘されても、自分だけが極端にひどいわけではないと思いたい気持ちが生じても不思議ではありません。

　ここで大事なのは、「以前の自分と比べて」という視点です。以前と比べて、ミスの量は増えていませんか。以前なら考えられないような大きなミスをしていませんか。これだけは絶対に気をつけようと思っていたのに対処しきれなかったということはありませんか。

　思い当たることのある人は、注意力低下という後遺症があるかもしれません。後遺症があると、「とりあえず職場に戻る」「そのうちに慣れる」という楽観的な作戦ではうまくいかないことが多いものです。支援者からの客観的な視点を取り入れた具体的な対策をしっかりと講じてから、満を持して社会復帰しましょう。

参考▶1-1：注意、1-2：注意障害と対応、1-16：病識欠如、1-18：キャパシティ（容量）

🗣️**説明例**

　確かに、ミスは誰でもしますね。以前からよく間違える人なら仕方ないのですが、以前は9割できていた人が、今7割では心配です。周りは、9割できる人だと期待しているので、周りの人の期待どおりにこなせなくなると困ります。低下した2割の自然回復に期待するより、何かで補うか、もしくはあらかじめ仕事の量を7割に設定する必要があります。

　確かに、これから気をつけよう！という意気込みだけでミスが減ればよいのですが、近眼の人がいくら頑張っても見えないときにはメガネをかけるように、実際には、ミスを減らすための「対策」が必要です。やり忘れがないようにチェックリストをつくったり、見直しを習慣にしたり、スケジュールの確認を定期的に行うようにしたり……。あなたに合った具体的な「対策」を一緒に考えていきましょう。

リハビリテーション

▶ よくある場面

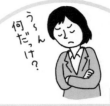

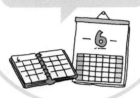

メモなんか取ったら
それに頼って
覚える力がつかないし…

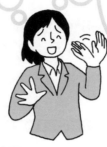

覚えたり思い出したりする
練習をしたほうが、記憶が
よくなるんじゃないかな

▶ わかりやすい説明 対応方法

まさかのときに備えて……

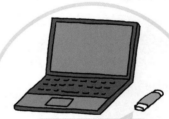

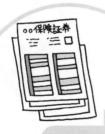

保険に入ったり

パソコンのデータを
メモリースティックに
保存したりしますよね

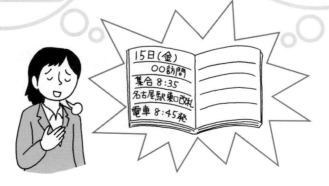

　記憶障害のある人で「メモなんか取ったらそれに頼って覚える力がつかないと思う」「覚えたり思い出したりする練習をしたほうが、記憶力がよくなるんじゃないかな」と思い込んで、メモを取ったり参照しようとしないために、リハビリテーションのスケジュールを間違えたり、約束を守れなかったりすることがあります。そのような人は、その場では聞いた内容をよく理解していることもあり、「わかりました」と返事もするので、周囲の人も大丈夫と思ってしまいます。しかし、記憶の 保持 に困難があると、あとから「そんなことは言っていない」「聞いていない」と、トラブルになってしまうこともあります。記憶力が悪くなったからといって、暗記の練習をしたり、さっき聞いた話を思い出す練習をしても、記憶力自体の改善にはつながらないことが多いのです。また、いったん誤って覚えてしまうと、修正しにくくなることもあります。このようなトラブルを防ぐには、スケジュール帳やメモ帳などの代償手段を使うとよいでしょう。

　スケジュール帳やメモ帳は必要ないと拒否する人には、本人もよく使うような手段や道具を例にして次のように説明すると、本人が共感し、使ってみようかなと思うことがあるようです。例えば、オフィス勤めで、仕事でパソコンを使っていたような人には、以下のような説明をおすすめします。

参考 ▶ 2-4：メタファーを利用して説明する

💬 説明例

　まさかのときに備えて保険に入ったり、パソコンのデータをバックアップするために、メモリースティックに保存すること、ありますよね。記憶についても、備えておくと、まさかのときにスムーズに対応できるかもしれません。

　○○さんは約束したその場では内容を覚えていますが、それを脳にとどめておくことがしにくいようです。聞いたその場は、脳のメモリーに書き込めますが、時間が経つと、データが消えてしまうことがあるんですね。そこでこの手帳に、○○さんの記憶をバックアップしてみませんか。まさかのときに、この手帳が役立つと思いますよ。

3-1 リハビリテーション

▶ よくある場面

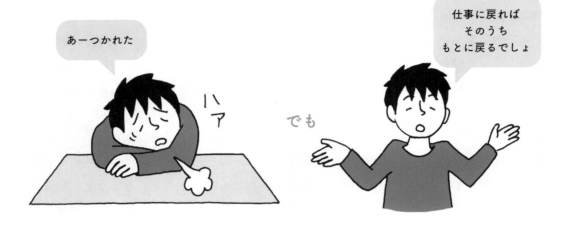

あーつかれた

ハア

でも

仕事に戻れば
そのうち
もとに戻るでしょ

▶ わかりやすい説明 　解説

サッカー選手がけがから復帰するときにたとえると

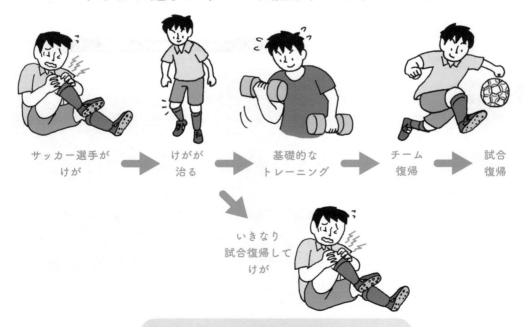

サッカー選手が
けが

➡ けがが
治る

➡ 基礎的な
トレーニング

➡ チーム
復帰

➡ 試合
復帰

いきなり
試合復帰して
けが

脳のリハビリテーションも段階的に進めましょう

疲れやすくなったけど、仕事に戻れば大丈夫?!

　脳を損傷すると疲れやすくなる人が多くなります。その症状のことを易疲労性や神経疲労といいます。損傷した脳は、情報を処理するのに目いっぱい働いているため、すぐに疲れてしまいます。リハビリテーションの場面では、課題に取り組む耐久力がなく、すぐ音を上げてしまったり、疲れてすぐベッドに横になってしまったりすることがあります。しかし、疲れやすくなったことは感じていても、家庭や学校、仕事に戻れば、そのうち慣れてきて、もとどおりに行えるようになるだろうと考えるのも理解はできます。

　脳を損傷してからまだ日が浅いうちは、リハビリによる適度な刺激と、適度な休養によって、疲れやすさが徐々に緩和していきます。社会復帰する前のリハビリの間は、疲れやすい状態に合わせてリハビリの内容を調整し、疲れたら休むという対応を取ることで、少しずつ脳の働きが回復してくるからです。しかし、脳はまだまだ疲れやすい状態です。このような時期にあわててもとの生活に戻ってしまうと、疲れやすい脳にはオーバーワークになってしまいます。無理せず段階的にリハビリを進めていくことの大切さをスポーツ選手がけがから復帰するときにたとえてみると、以下のような説明になります。また、リハビリでは疲れにくくなっていても、社会復帰すると以前は感じなかったような疲れを感じることはしばしばあります。復帰する前に、復帰したあとの休憩の取り方など、オーバーワークにならないための対策を考えておくとよいでしょう。　参考▶2-4：メタファーを利用して説明する

説明例

　スポーツ選手がけがから復帰するときにたとえてみましょう。まずけがを治し、筋力をつけるような基礎的なトレーニングをして、体がけがをする前と同じように動かせるようになったら、チーム練習に合流して、やっと試合に復帰できます。けがが治っただけで、まだ体が前のように動かないまま試合に出てしまうと、またけがをしてしまうかもしれません。脳のリハビリも同じで、そのときの脳の状態に合わせて段階的に進めていくことが大切です。

3-1 リハビリテーション

▶ よくある場面

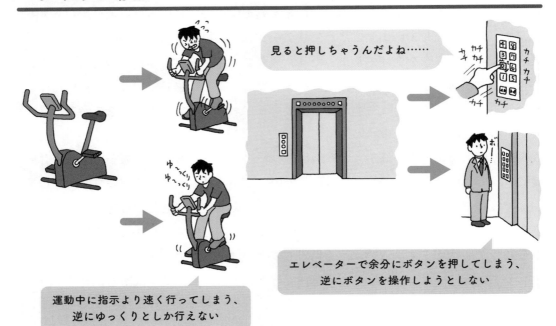

見ると押しちゃうんだよね……

運動中に指示より速く行ってしまう、
逆にゆっくりとしか行えない

エレベーターで余分にボタンを押してしまう、
逆にボタンを操作しようとしない

▶ わかりやすい説明 対応方法

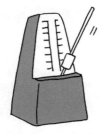

メトロノームの音による聴覚刺激

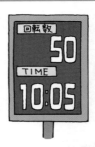

わかりやすい視覚的表示

イラストや図表を用いた指示書

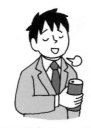

適度な休息・ペース配分

やりすぎたり、足りなかったり……

　脱抑制や意欲・発動性の低下、（持続性）注意障害がある人が、リハビリテーションの場面や病院内の移動場面などにおいて、指示したことや本来の目的とは異なる動作を行ってしまうミスが生じることは少なくありません。

　例えば、運動療法においてエアロバイクを適切な回転数でこぎ続ける課題に対して、速いほうが効果があると思い込んで指示した速さより速くこいでしまうことがあります。逆に、体力があるにもかかわらず、持続することが困難なため、途中でペースが落ちてしまい怠けているように見えてしまうこともあります。また、エレベーターの乗り降りの場面において、ボタンをむやみに押してしまって目的の階にたどり着くことができなかったり、逆に何もせずに立ち止まったままでいたりすることがあります。

　脱抑制の行動に対して、メトロノームの音を用いた聴覚刺激や、回転数を表示する視覚刺激を利用してペースを一定に保つ工夫をするとうまくいくことがあります。また、文字や写真を用いた指示書を作成し、繰り返し行うことで目的に応じた動作を定着させることも有効です。そして、意欲・発動性の低下や（持続性）注意障害により、ペースを持続することが困難な場合においては、疲労するまでの量やタイミングを把握して、適宜休息をはさんだり、深呼吸・目をつむるなどの気分転換の方法を探ったりしながら、徐々に継続して行える時間を伸ばしていくとよいでしょう。

参考 ▶ 1-12：欲求のコントロール、1-15：意欲・発動性の低下、
2-2：標準化・客観視する、2-3：図や絵を用いて説明する

🗣️ **説明例**

　回転数の表示やメトロノームの音に合わせるゲームだと思って、エアロバイクをこいでみましょう。

　一度にたくさん行うのではなく、こまめに分けて行い、徐々に持続する時間を長くしていきましょう。

3-1 リハビリテーション

▶ よくある場面

注意がそれて
集中できない

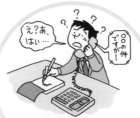

複数のことが
同時にできない

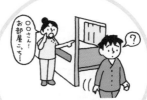

自分の病室を
通り過ぎてしまう

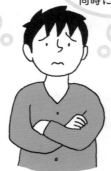

よく「集中して！」と言われ
るけれど、自分ではしてい
るつもりなんだよね……

▶ わかりやすい説明 　対応方法

普段から注意が向くように設定

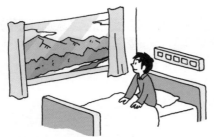

静かな場所など環境設定をする

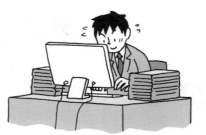

同時に行わず分けて行う

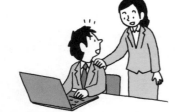

無視方向（左側）からアプローチする

病室に目印をつける

リハビリテーションをしていると、周囲の物音や環境に注意がそれて訓練に集中できなかったり、指示を十分に聞かないまま行動をしてしまったり、複数のことを同時に行おうとしてミスをしたりする場面が見られます。また、歩行中にすれ違う人や周囲の環境に気がそれ、足元がおろそかになって転びそうになったり、右ばかり向いて左側の物にぶつかったり、廊下の左側にある自分の部屋を通り過ぎてしまう場面が見られます。

これらは、注意障害や、遂行機能障害、半側空間無視などの影響などが考えられます。注意障害に対しては、刺激となる環境（音や物など）を減らしたり、個室で行ったりする環境設定が有効であることがあります。また、遂行機能障害により、複数の課題を同時に行うことが困難な場合は、一つずつ工程を分けて実施することも一つの方法です。そして、指示の出し方も平易な言葉を使って、周りの関係者で統一した方法で伝えることができるとよいでしょう。また、半側空間無視に対しては、無視側からの声かけや適切な動作を繰り返すことにより習慣化を図るアプローチが考えられます。病室に目印をつける環境設定を行ったり、見落としに気づくようなフィードバックを行ったりすることにより、病識が高まり、無視側へ注意を向けることができるようになってきます。しかし、見えないところからのアプローチは精神的なストレスがかかり疲れやすくなることもあるので、過剰にならないように注意が必要です。

> **参考▶ 1-1：注意、1-2：注意障害と対応、1-5：遂行機能、1-6：遂行機能障害と対応、1-10：失認、2-5：平易な言葉や短いフレーズに置き換える**

🗣 説明例

> 一度にいろいろと注意するのはとても難しいことなので、まずは一つずつ確実に行っていきましょう。気が散るものをそばに置かない、静かな部屋で作業するなどがよいですね。

> あなたの部屋の入り口に目印の花が飾ってあるので、見つけてみましょう。

リハビリテーション

▶ よくある場面

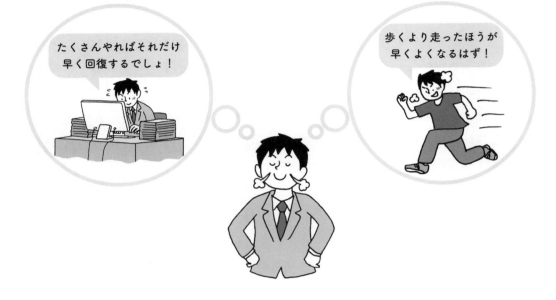

▶ わかりやすい説明 解説

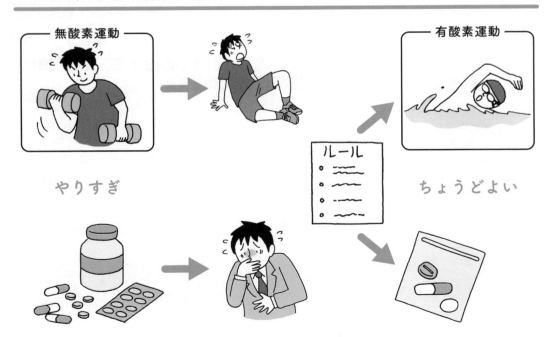

　固執性のある人は、訓練にもストイックになりすぎて、ちょうどよい量より多くやろうとすることがあります。訓練は長丁場なので全力疾走ではもちませんし、何事にも「ちょうどよい」「適量」があるわけですから、やればやるほどよいというわけではありません。筋トレや薬、食事や睡眠も、適した量があり、それはその人それぞれで異なります。しかし自分にとっての「適量」も自分では意外とわかりにくかったり、適量はこれくらいと頭でわかっていても自分でコントロールすることが難しかったりして、ついやりすぎてしまうことがあります。専門家に自分専用の訓練カリキュラムを作成してもらいそれに沿って進めていきましょう。

　一生懸命頑張る人は、真面目で几帳面でもありますので、その面を活かして「決められた量をきちんとこなす」という約束を守ることに向けるほうがよいでしょう。せっかくの頑張りや意欲がより効果的に成果につながるようにしましょう。

　不安や焦りをかき消したい一心でついがむしゃらになってしまう人は、支援者に相談することや、専門医からの薬の処方で不安や焦りが和らぐことがあります。

参考 ▶ 1-14：固執性

💬 説明例

　「適度な運動をしましょう」と指導されても、がむしゃらに筋トレをしては身体への負担が大き過ぎるかもしれませんし、三日坊主で終わってしまうかもしれません。よく効くといわれる薬やサプリもその成分を摂りすぎては効果を得るどころか病気になってしまうかもしれません。「過ぎたるはなお及ばざるがごとし」といいますよね。何でも「ちょうどよい」「適量」を守るのが一番効果的なんですよ。

　全力疾走でマラソンは走り切れません。途中で息切れして棄権することなくゴールするために、距離や体調を見極めて、自分に合ったペースで走りましょう。

　真面目さ、一生懸命さは、あなたの長所です。今回はその長所を支援者との約束を守ることに使ってみませんか？　まずは決められた量と内容を守ってやってみましょう。

リハビリテーション

情報不足

▶ よくある場面

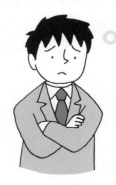

長くリハビリをしたら、
それだけよくなる？
認知症みたいに、
どんどん進んだら困るなあ

▶ わかりやすい説明 　解　説

脳卒中モデル（脳卒中・骨折など） →高次脳機能障害の回復過程

発症直後の急性期から自宅復帰を目指して短期集中的にリハビリテーションを行うことで、急速に生活機能が向上します。その後、回復曲線は徐々に緩やかとなり、いくらかの後遺症を残して生活の場へ戻ります。

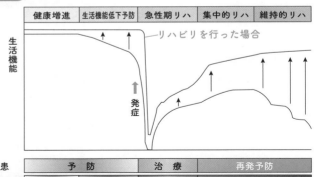

健康増進	生活機能低下予防	急性期リハ	集中的リハ	維持的リハ

生活機能

リハビリを行った場合

発症

原因疾患	予　防		治　療	再発予防	
廃用症候群	予　防	回　復	悪循環進行予防	悪循環から良循環へ	

認知症モデル

加齢に伴い徐々に進行しますが、早期の予防・介入により進行を軽減できます。

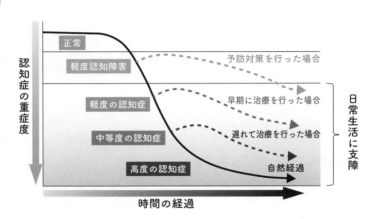

認知症の重症度

正常

軽度認知障害

予防対策を行った場合

軽度の認知症

早期に治療を行った場合

中等度の認知症

遅れて治療を行った場合

高度の認知症

自然経過

日常生活に支障

時間の経過

「もう、これ以上よくならないの？」と限界を話す人がいる一方で、「長くリハビリをしたら、それだけよくなるんでしょう？」と回復期待の強い人がいます。また、「うちの認知症のおじいちゃんみたいに、どんどん悪くなるの？」と病状が進行していくのではないかと心配する人もいます。高次脳機能障害の回復過程として、「脳卒中モデル」があります。左ページの図にあるように、発症直後の急性期から自宅復帰を目指して短期集中的にリハビリテーションを行うことで、急速に生活機能が向上します。その後、回復曲線は徐々に緩やかとなり、いくらかの後遺症を残して生活の場へと戻っていきます。一方で、認知症は加齢などに伴い徐々に進行しますが、早期の予防・介入により進行を軽減することができます。

　それぞれの図に示されるように、高次脳機能障害と認知症では、回復や進行の過程はやや異なりますが、いずれも予防や早期の治療介入が重要です。また、図の曲線はあくまでモデルであり、個々によってその回復過程は大きく異なります。そして、WHOの国際生活機能分類（ICF：International Classification of Functioning, Disability and Health）に示されているように、「機能的」には後遺症が残ったとしても、代償手段（1-4：記憶障害と対応）を獲得したり、環境設定をしたりすることなどによって、「活動・参加」を改善させることができます。時期によっては、機能回復そのものだけでなく、高次脳機能障害とうまく付き合いながら生活していく方法を検討していく必要があります。

🗣**説明例**

　高次脳機能障害の影響で○○が苦手になっていますが、適切なリハビリにより改善する可能性があります。それでもまだ困る部分があれば、近眼の人がメガネをかけて見えるようになるのと同じように別のもので補うとうまくいくことがあります。

　どこまで症状が改善するのか、またどんなメガネをかけたらうまくいくのか一緒に考えていきましょう。

3-1 リハビリテーション

▶ よくある場面

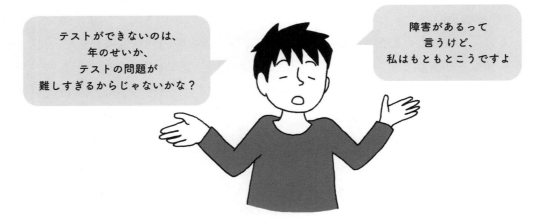

テストができないのは、
年のせいか、
テストの問題が
難しすぎるからじゃないかな？

障害があるって
言うけど、
私はもともとこうですよ

▶ わかりやすい説明 　解　説

検査場面でのミス→生活場面でのミス
自分の見込みと客観的な評価
思い描いている姿と、実際の姿にずれがあるかも

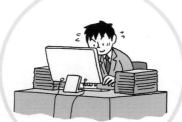

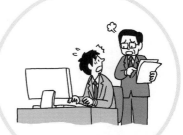

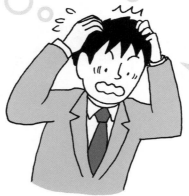

こんなはずでは……

できないのはもともと?!

　人は一人ひとり違うので、もともと得意なこと、不得意なことがあるのは当然です。病院で検査を受けて「不注意です」とか「記憶が苦手になっている」などと言われても、もともとなのではないかと思ってしまうことがあります。実際に受傷前に同じ検査をしているわけではありませんので、正確に受傷前後で比較することはできません。そこで、標準化された検査を用いることで病気による影響を知ることが大切です。

　「もとから」と思っていても実際には影響があった場合、できると思っていることと、実際にできることにギャップが生まれます。そのギャップによって仕事や学校、社会生活がうまくいかなくなってしまいます。そのギャップを埋めるためにリハビリテーションを行い準備をする必要があります。

　伝える際は、できないことばかりになると落ち込んでしまったり、反発したくなったりするかもしれません。自身の特性を冷静に理解してもらうためにも、得意なことやできることも伝え、影響を受けていないものもあるということを伝えるのもよいでしょう。

参考▶2-2：標準化・客観視する、2-8：肯定的な評価をする

🗣 説明例

　たしかにもとから苦手だったことかもしれませんね。

　ただ、〇〇の項目は問題ないのに、△△の項目は同じ年代の人の基準値と比べると大きく下回っている場合、△△については、今回の病気の影響を受けている可能性がありますね。もとからと思っていても、実際には影響があるかもしれません。もし病気のせいならリハビリテーションの効果があるかもしれませんので、まずはどのような影響が起こりそうか、リハビリテーション場面で確認して、先に対策を考えていきましょう。

▶ **よくある場面**

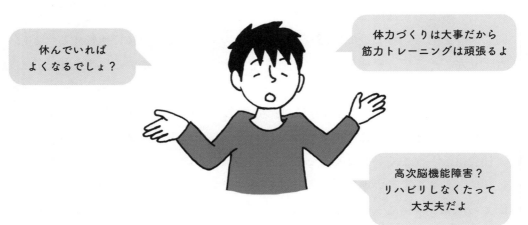

> 休んでいれば
> よくなるでしょ？

> 体力づくりは大事だから
> 筋力トレーニングは頑張るよ

> 高次脳機能障害？
> リハビリしなくたって
> 大丈夫だよ

▶ **わかりやすい説明** 解説

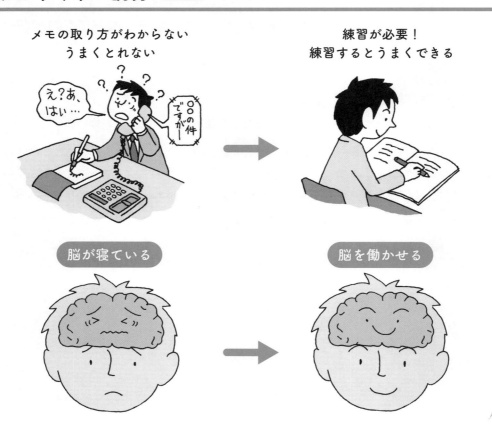

メモの取り方がわからない
うまくとれない

練習が必要！
練習するとうまくできる

脳が寝ている

脳を働かせる

09 脳もゆっくり休めばよくなる?!

　体力・筋力が落ちたから力をつけよう、傷ができたから清潔にして安静にして治そう、というように目に見えやすいものはモチベーションをもちやすく行動に移しやすいものです。一方で高次脳機能障害は目に見えないため、何が課題なのかが自覚しづらく、実際どのように対処したらよいかもわからないため、行動も変わりません。例えば、ただ「メモを取るようにしましょう」と言われたとしても、実際に「メモを取ろう」という気持ちがなければ代償しようとせず、生活上の困りごとが解決しません。行動に移すモチベーションを高めるために、なぜメモが必要なのか、メモを取ると生活でこんなよいことがある、という意味の理解や体験が必要です。ただ、最初からうまく代償手段を活用することは難しいものです。そのために繰り返し練習をする必要があり、それがリハビリテーションになります。

　骨折や胃の手術のあとなどと同じように「休んでいればよくなる」と思うかもしれませんが、脳は使わないと改善しません。適度に働かせることや代償手段を活用する練習をすることで、改善していくといわれています。もちろん適度な休息は必要ですが、その休息の取り方や自分自身との付き合い方に慣れるためにもリハビリテーションが必要になるのです。

> 🗨 **説明例**

> 　体力が落ちたのは感じられているんですね。脳も同じかもしれません。
> 　手や足、体重は目に見えやすいですが、脳は目に見えないので気づきづらいものです。脳も適度な体力づくりをすることが回復への近道ですよ。

> （実際に電話の受け答えをしてみる）誰から、どんな内容の電話だったのか、思い出すのが苦手になっていますね。メモを取るとよさそうです。その際は、必要な情報だけ書くとよいですね。上手なメモを取る練習をしてみましょう。

> 　慣れればもっとスムーズにできそうですね。
> 　生活上でも使えるように練習していきましょう。

▶ よくある場面

注意障害があると……

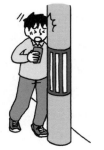 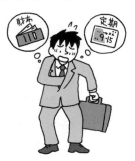 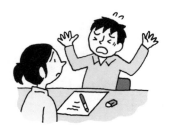

道を歩いていてぶつかる　　　　忘れ物をする　　　　パニックになる

▶ わかりやすい説明　対応方法

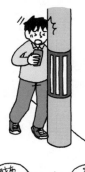　気の散るものはしまって　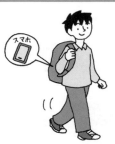

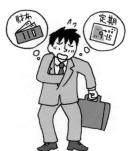　忘れ物をしないように　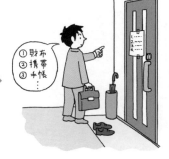

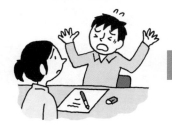　混乱しないために……　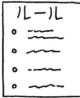

選択的注意 の障害があると、道を歩きながら気が散り、キョロキョロして人によくぶつかる、という人がいます。そのような場合には、危険を避けるため、通路のなるべく端を歩いたり、慣れた道を通るようにしましょう。イヤホンをして歩くのをやめ、同行する人には移動中話しかけないようにしてもらうのもよいでしょう。初めての外出経路の場合には予行演習をして注意すべきポイントを確認しておくことで、安全な行動につながります。

また、注意の配分 の障害があると、スーパーマーケットや銀行ATMに行き用事を済ませたものの、財布を置き忘れてきてしまったり、料理をしている最中に子どもから学校のプリントを確認するように言われ、そこに電話がかかってきたら、何から対応してよいかわからなくなったりします。

日常生活では、学校や職場などと比べて予定外の突発的な出来事がつきものです。それにもなるべく落ち着いて対応できるよう、時間に余裕をもって行動することが基本です。また、あらかじめ定型化やルール化、見える化できることは準備をしておく、行動を始める前に少し立ち止まって、持ち物や用事を復唱することなどで、注意するポイントが限定され、忘れ物をすることやパニックになることを防ぎやすくなります。

資料▶1-1：注意、1-2：注意障害と対応、2-1：見える化する、2-3：図や絵を用いて説明する

💬 説明例

　例えば今まで実家で3口のガスコンロで調理をしていたときには、味噌汁と野菜炒めが同時に調理できたのに、一人暮らしをして1口のコンロに替わったら、1品ずつしか調理できなくなりますよね。また、古いパソコンで動画を見ようとしたらメモリー不足で動作が固まったことがありませんか？　それと同じで、人間の脳も一度に処理できる量が決まっているので、一度にいろいろ言われると、処理が追いつかなくなって思考が停止したり、パニックになることがあります。

　日頃から一つずつゆっくり作業することを意識しましょう。あらかじめ物の置き場を決めたり（例：学校のプリント類はまとめておく箱に入れる）、「やることリスト」等を順に確認しながら進めるとよいですよ。一つずつ料理すれば、時間がかかってもおいしいご飯ができますね。

▶ よくある場面

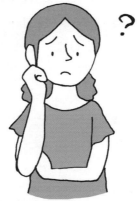

そんな予定聞いていませんよ

そんな約束しました？

▶ わかりやすい説明 対応方法

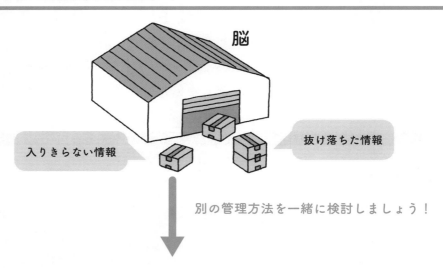

脳

入りきらない情報

抜け落ちた情報

別の管理方法を一緒に検討しましょう！

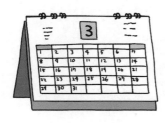

カレンダーやスケジュール帳

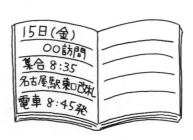

ノート

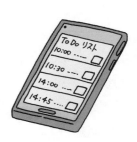

スマートフォンのアプリ

　社会生活を送るうえでは、あまり意識せずに遂行している日常のタスクもあれば、予定や約束など意識して管理しないと忘れてしまうタスクもあります。予定や約束のような未来についての記憶を「展望記憶」といいますが、高次脳機能障害のある人には、この「展望記憶」が苦手になる人が多くいます。「展望記憶」が苦手になると、「今日はＡ病院の通院日だったけど忘れていた」「○○さんと15時に会う予定だったけど忘れていた」という状況が頻回に見られます。その結果、本人にとって重要なことが遂行できないばかりか、他者からの信頼を失い、社会生活に大きな支障が生じてしまいます。

　しかし、本人は予定や約束を聞いたこと自体を忘れてしまっていて、忘れていることを伝えても「聞いていない」と言ったり、忘れることへの認識が希薄なため、メモを促しても「大丈夫」と言って自発的な対策につながっていかない場合も少なくありません。

　そのようなときは、本人と支援者で予定や約束を忘れていた事実を繰り返し振り返りましょう。振り返りの際には、本人が過去に予定や約束を聞いていた事実が残っていることがポイントになりますので、本人にその場で予定や約束をスケジュール帳に記載してもらうなど見える化をしておきましょう。

　「あれ？　おかしいな」という体験が積み重なっていくなかで、問題意識が芽生え、自発的な対策につながっていくことがあります。

参照 ▶ 1-3：記憶

💬 説明例

　脳は様々な情報を管理しています。脳は倉庫で情報は荷物とイメージしてください。倉庫である脳がダメージを受けると倉庫に入れられる量が減ったり、保管に不具合が生じたり、スムーズに取り出すことが難しくなります。その結果、予定や約束を忘れ、トラブルにつながってしまうことがあります。

　まずは今の自分の倉庫がどのような状態なのかを把握することが重要です。そのためには、どのような荷物を倉庫に入れたのかがわかるよう記録に残しておきましょう。もし今の倉庫で管理が不十分な場合は、別の管理方法も一緒に検討していきましょう。

▶ よくある場面

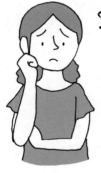

今日は何時に出かけるんだっけ？

薬って、まだ飲んでないよね？

診察って明日だっけ？

さっきも言ったのに……

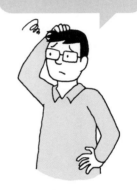

▶ わかりやすい説明　対応方法

お薬カレンダーを使って確認

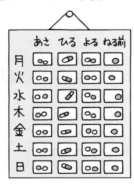

終わったらチェック！

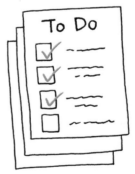

予定は自分のスケジュール帳で一括管理

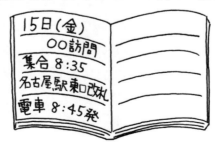

12 さっきも聞かれたばかりなのに……

「今日は何時に出かけるんだっけ？」「薬って、まだ飲んでないよね？」「診察って明日だっけ？」　記憶障害があると理解している家族でも、何度も同じ質問が繰り返されるとうんざりしてしまいます。つい先程も答えたことを指摘しても、本人はそのことを覚えていないので、「聞いてないよ」と否定したり、「そんなわけないだろう」と怒ったり、「そんなに何度も聞いているのか……」と落ち込んだりすることにつながります。

　何度も同じ質問を繰り返してしまうときには、言葉だけで伝えるのではなく、目で見て確認できるツールを用意しましょう。ただし、ツールを用意するだけでは、十分に活用できません。まずは、どこを見ればわかるのか、支援者が繰り返し誘導し、見る（参照する）習慣をつけることが大切です。

　記憶障害が重度の場合、「忘れたこと」も忘れてしまうため、上記のような代償手段をとることに非常に時間がかかります。

　「どこに書いたか覚えてる？」とクイズ形式にすると、間違えた場合はその記憶が残って余計に混乱することもあるため、しっかりと習慣がつくまでは下記のように具体的な声かけを意識するとよいでしょう。

💬 説明例

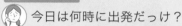 今日は何時に出発だっけ？

今日は9時に出発だよ。予定は冷蔵庫に貼ってあるホワイトボードに書いてあるから、ここを確認してね。

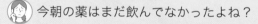 今朝の薬はまだ飲んでなかったよね？

もう飲んでいるよ。食卓の横にお薬カレンダーを置いてあるから一緒に確認しよう。

▶ よくある場面

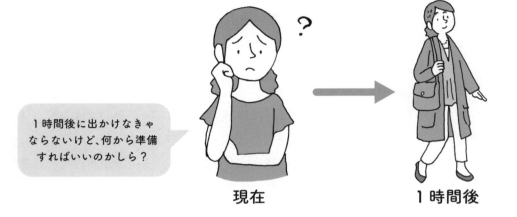

1時間後に出かけなきゃ
ならないけど、何から準備
すればいいのかしら?

現在　　　　1時間後

▶ わかりやすい説明　解説

プラモデルを作る場面では

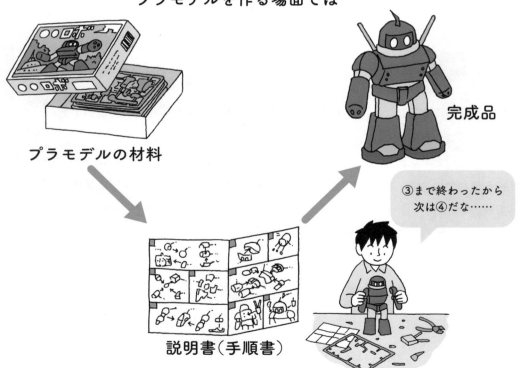

プラモデルの材料

完成品

③まで終わったから
次は④だな……

説明書(手順書)

遂行機能障害は、本人や周囲から見てわかりづらい症状ですが、様々な生活行為に影響が生じます。

「遅刻」を例にとると、注意障害や記憶障害の影響でも起きますが、遂行機能障害によっても繰り返してしまうことがあります。遂行機能障害の場合、遅刻をしないように時間を意識して準備に取りかかったとしても、一つひとつの行為を順序立てたり、優先順位をつけたりすることが難しいため時間ばかりかかって、遅刻してしまうことになります。

遂行機能障害の特徴は、着替えなど一つひとつの行為は遂行できるのですが、外出の準備など複数の行為からなる「一連の行為」になると途端に遂行が難しくなる点があげられます。

また、「一連の行為」のプロセスを客観的に見ることが難しい場合も多く、スムーズに遂行できない原因を本人自身が認識して修正することが難しい点があげられます。

このようなときには、「手順書」のように一つひとつの工程を可視化したツールを導入し、成功体験を積み上げていけるとよいでしょう。

参照▶1-6：遂行機能障害と対応

説明例

脳を損傷する以前は段取りよく行えていたことがスムーズにできなくなってしまうことを「遂行機能障害」といいます。外出や調理など複数の行為からなる活動で見られやすく、手順を頭のなかで組み立てることが難しくなることが原因として考えられます。そこで、便利なのが「手順書」です。

プラモデルを作ったことはありますか？　プラモデルを作るとき、説明書（手順書）に沿って組み立てていけば完成します。一方、説明書がなかったら、何から取りかかればよいのかわからず、困ってしまうでしょう。

遂行機能障害があっても、一つひとつの行動の手順を示した「手順書」があれば物事を遂行しやすくなりますので、生活のなかでも「手順書」を活用してみましょう。

▶ **よくある場面**

料理をつくる場面で

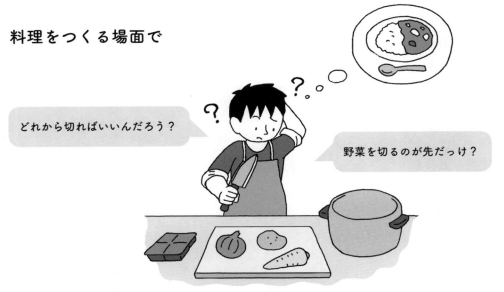

どれから切ればいいんだろう？

野菜を切るのが先だっけ？

▶ **わかりやすい説明** 対応方法

レシピをわかりやすく書き直す

○工程

1. 野菜を切る
2. 炒める
3. 水を入れて15分煮込む
4. カレールウを入れて5分煮込む

○材料

・豚肉…○g	
・玉ねぎ…○個	くし切り
・人参…○本	一口大
・じゃがいも…○個	一口大

上から順に
火にかける
↓

1週間の献立表を作成する

	月 (カレー)	火 (魚)	水 (肉)	木 (中華)	金 (魚)	土 (丼・麺)	日 (煮物)
主食	カレー	焼き魚	ハンバーグ	麻婆茄子	煮魚	パスタ	鶏肉と大根の煮物
副菜		冷ややっこ			きんぴら		
汁スープ		みそ汁	コンソメスープ	ワカメスープ	みそ汁	コンソメスープ	けんちん汁
サラダ	大根サラダ	おひたし	春雨サラダ	ナムル	おひたし	トマトサラダ	酢の物

⑭ 料理の手順がわからない

　例えば夕食にカレーライスをつくろうとするとき、「お米を炊く」「具材を切る」「炒める」「煮込む」といった一つひとつの動作はできるけれど、それらをどの順番で、どのタイミングで行えばよいのか、段取りが難しくなるのは遂行機能障害によるものです。今までは何も考えずにできていたように思えることでも、野菜を入れる順番を［計画］したり、火の通り具合を見て次の工程に進む［判断］が必要とされる等、料理は遂行機能を要求される典型的な作業といえます。そのため遂行機能に障害がある場合、料理をうまくつくれない、以前よりひどく時間がかかるということが起こりやすくなります。

　また、計画を立てて実行することが難しくなることで、冷蔵庫のなかの食材をどれから使用してよいのかわからない、おかずが全部同じ色や味つけになってしまう、１週間のうち三度もカレーになってしまった等、献立を立てることを難しく感じることがあります。スーパーマーケットに買い物に行っても、卵は６個入りと10個入りのどちらを選べばよいのか、判断することが難しくて買い物が苦手になるというケースもあります。

　料理の手順がわからなくなる場合は、まず手順を書き出して「見える化」し、そのメモを見ながら行うことが有効でしょう。献立作成や買い物に行くなどの場合も、あらかじめメニューから購入リストを紙に書き出し、目に見えるかたちにしてから行う方法がおすすめです。その際、事前に一定のルールを決めておくと、判断に迷うことが少なくなり負担を減らすことができます。自分で決めることが難しいときは、家族や支援者と一緒に考えるとよいでしょう。**参考▶1-5：遂行機能**

🗣 説明例

　遂行機能に障害があると、その場その場で判断して対応することが苦手になります。今まではとりあえずスーパーマーケットに行ってから献立を考えるということができていたかもしれませんが、品物がたくさんある店内は、情報の海のようなものです。まずは落ち着いた状態で献立や手順を書き出し、それを見ながら実行することを意識してみてください。書き出す際には、主食、主菜、副菜、汁物と分けて記入することができるようにしたり、月曜日は魚、火曜日は肉、というように一定のルールでパターン化すると考えやすくなります。

第3章　わかりやすい説明で納得！　場面別不安・悩み解消編

89

▶ よくある場面

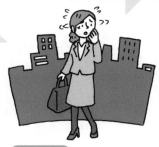

はじめて来た場所みたいで
どこだかわからない

どっちに行けば
いいんだっけ……

道順を覚えられない……

▶ わかりやすい説明 対応方法

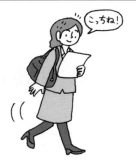

こっちね!

| ルート表 | 文字で表す場合 | 写真などの視覚情報で表す場合 |

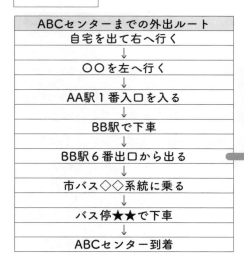

ABCセンターまでの外出ルート
自宅を出て右へ行く
↓
○○を左へ行く
↓
AA駅1番入口を入る
↓
BB駅で下車
↓
BB駅6番出口から出る
↓
市バス◇◇系統に乗る
↓
バス停★★で下車
↓
ABCセンター到着

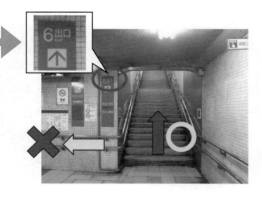

高次脳機能障害のある人には、「道に迷う」という症状がよく見られますが、それには複数の要因が考えられます。半側空間無視で曲がるべき道に気づかないというケースや、注意障害により案内板や目印を見落としやすくなっているケース、記憶障害により道順を覚えることが難しいケースもあります。

また、地誌的失見当識と呼ばれる、純粋に道がわからなくなる症状もあります。一つは 街並失認 といわれるもので、よく知っているはずの建物や風景を見ても、はじめて訪れた場所かのようにそれがどこであるのかわからなくなる症状です。もう一つは 道順失認 といわれるもので、目印となる建物や標識は理解できているのに、そこからどちらの方向に行ったらよいのか、目的地との位置関係がわからなくなる症状です。

まずは単独で外出する前に、安全に目的地までたどり着くことができるかどうか、家族や支援者に後ろからついてきてもらい確認しましょう。道順がわからなくなる場合には、目的地までのルートや目印を言葉や図で表したルート表を作成し、確認しながら移動しましょう。道に迷ったときや、電車やバスを乗り過ごしてしまったときなどの対応をまとめたトラブル対処カードも事前に作成しておくと、外出の助けになります。

説明例

　道を覚えることができないと、道に迷ったり、時間が余分にかかったりしてしまうので困りますね。事前に家族や支援者の人と外出の練習をして、迷いやすいポイントを確認してみましょう。次にルート表を作成し、それを見ながら移動する練習をしてみてください。時間や天気、季節が変わると風景が変わって見えてしまうこともあるので、繰り返し練習できると安心です。

　トラブル対処カードは、いざというときのお守りです。必要なときにすぐ出せるように、外出時に必ず持ち歩くもの（財布やルート表）と一緒にしておくとよいですよ。

▶ よくある場面

絶対もうかりますよ。今だけのチャンス！

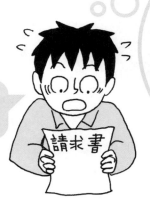

え、こんなはずでは……
どうしよう……

請求書

って言ってたのに……

▶ わかりやすい説明 対応方法

危険を回避！

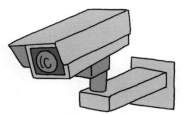

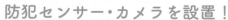

防犯センサー・カメラを設置！

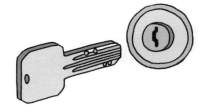

鍵かけOK！

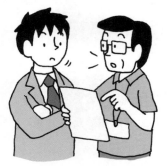

これ、勧められたんだけれど……

これは……、やめておいたほうがいいね

信頼できる人に相談！

　社会との接点が増えていくと、様々な生活上のトラブルが起きてきます。なかでも多いのは、キャッチセールスなどの悪質商法にひっかかり、消費者トラブルに発展してしまうケースです。その背景には、「相手の言葉をそのまま鵜呑みにしてしまう」といった対人技能拙劣の症状があるのですが、わかりにくい症状であるため、メタファーなどを使って説明することが有効です（2－4：p.53）。ただし、説明をしても本人はあまり問題と認識できずにトラブルにつながってしまうことがあります。そのため、周囲が共通理解を図って、大きなトラブルになる前に小さなトラブルをキャッチすることが重要です。小さなトラブルを契機に本人に問題を認識してもらい、約束ごとや相談先を決めておくとよいでしょう。また、トラブルが発覚した際には、一緒に対処法を考えるとともに、話してくれたことを肯定し、継続して相談してもらえる関係づくりも大切です。

　なお、高額な契約をしてしまったなど、トラブルの解決が必要なときには、速やかに消費者センター（消費者ホットライン＝188）に連絡します。さらにトラブルを繰り返してしまう場合には、成年後見制度など法的な手続きも支援者と一緒に検討しましょう。

参照 ▶ 1-13：対人技能拙劣

💬 説明例

　脳は様々な機能を使って危険を察知しますが、脳の損傷によって、危険の察知が難しくなることがあります。その結果、怪しい話もそのまま信じてしまい、悪質商法などに巻き込まれてしまうことがあります。

　家の防犯では、鍵をかけるだけでなく、防犯センサーを設置するなどの対策を取ります。日頃からご近所付き合いを心がけ、みんなで目を光らせておくことも有効です。また、被害にあったときに速やかに警察や家族に連絡できるようにしておくことも重要です。

　悪質商法も同じように対策が重要です。一人で契約しないで家族や支援者に相談する、カードや通帳は家族に預けるなど約束ごとが対策になります。日頃から家族や支援者と金銭に関する情報を共有しておくことも有効です。また、万が一多額の請求をされる事態になったときに速やかに家族や支援者に相談できるようにしておくことも重要です。

▶ よくある場面

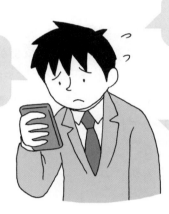

なんで
ブロックされるんだ！

いっぱい
メッセージも送ったし、
プレゼントもしたのに！

ぼくのこと、
好きなんじゃ
なかったの！？

▶ わかりやすい説明 　対応方法

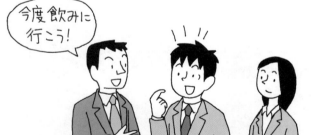

今度飲みに
行こう！

社交辞令かも！？

・確認は難しい
・よくわからないなら過剰なコ
　ミュニケーションは避けて

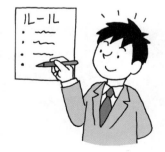

ルール

ルールを守ってお付き合い

例えば……
・メッセージは1日3通まで
・21時以降はダメ
・容姿のことは言わない

脳損傷後、相手と適切に距離をとることや人間関係をうまく保つことが難しくなることがあります。その背景には、感情コントロールの難しさや相手の気持ちになって考える難しさなどがあります。例えば、気に入った相手に対して、一方的なメッセージを1日に何十通も送ったり、誕生日でもないのにプレゼントをあげたり、相手の迷惑を考えず、本人はメッセージもプレゼントも多ければ多いほうが相手は喜ぶと思い込み、自分の気持ちにセーブをかけられずにし続けてしまったりするものですから問題となります。特に相手が異性である場合は迷惑に思われて、関係を遮断されることもあります。すると、本人は落ち込んだり、「こんなにしてあげたのに！」と被害的になって怒ったりするのですが、よく聞いてみると、コミュニケーションが一方的で過剰な場合が多いようです。こういうときには、「適度な距離」について具体的に考えてみることが必要です。

「メッセージは1日に○通まで」「相手のメッセージ一つに対して自分もメッセージは一つにする」「夜は21時以降のメッセージは控える」などのルールを決めるとよいでしょう。プレゼントも、誕生日やクリスマス、お祝いごとがあるときなど、どんなときに渡すとよいのかを決めておくとよいでしょう。また、社交辞令について話し合うことも有効です。

なお、自分の言動が相手の気持ちに与える影響について考えることが難しくなることがあるため、思ったことがそのまま口から出てしまいやすく、相手の嫌がることや失礼なことを平気で言うこともあります。こちらも、ある程度の内容はルール化するとよいでしょう。例えば、女性には年齢を尋ねない、相手の容姿について言及しない、などです。社会生活技能訓練（Social Skills Training：SST）におけるロールプレイングを取り入れ、相手の立場を疑似体験してもらうのも一つの方法です。

> 🗣 **説明例**
>
> 「また今度」と言われたときには、今はそのつもりがないというお断りの意味だから、しつこく聞かないようにしないと嫌われてしまうかもしれませんよ。

3-2
生活

固執性

▶ よくある場面

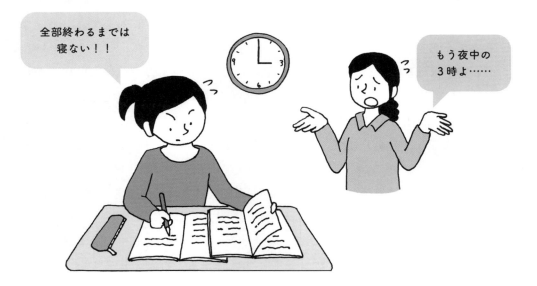

▶ わかりやすい説明 対応方法

例えば……損得勘定で伝える

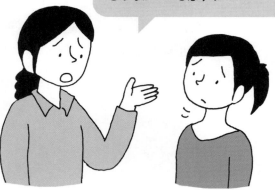

他の対処法

・すべて禁止するのではなく、適度な回数や程度を伝えてルール化する
・出来事を否定するのではなく、いったん先延ばしにしてみる　など

受傷後にこだわりが強くなり、そのこだわりが周囲に迷惑をかけるほどになってしまう場合があります。ささいなことにこだわり、一つのことを始めると、周囲から制止されるまでやり続けたり、一度決めると状況に合わせて変更できないため、いつまでも同じことを言ったり、やったりしてしまうことがあります。

例えば、極端にお金を節約してしまい、必要なときにすら使わなくなってしまったり、電気代の節約にこだわって、家族が電気を消し忘れていると厳しく怒ってしまうという人もいます。

人によっては「ルール」や「マナー」にこだわりすぎて、順番抜かしなど、ルールを守っていない人を見かけると、必要以上にイライラし、強い口調で注意をして、言い争いやけんかになり、警察沙汰に発展してしまった例もあります。

本人は正しいことをしていると思い込んでいるため、言動そのものを制止すると頑なになって怒り出してしまうこともあります。こういう場合の対処としては、否定せずに対応することが大切なポイントです。例えば、適度な回数や程度を伝えるなどしてルール化するとよいでしょう。また、損得勘定で伝えるという方法も有効です。

ただし、こだわりの結果、相手に暴言を吐いたり、暴力を振るったり、万引きしたりするなど、社会的な逸脱行動に至ってしまった場合は、どんな理由であれ社会的ルールの枠組みに則って禁止する必要があります。

参照 ▶ 1-14：固執性、2-7：否定しない

💬 **説明例**

目標にこだわって深夜まで勉強していたら、翌日は睡眠不足で頭がスッキリせず、あまりはかどりませんでしたね。

無理をして詰め込んでしまうと、後日体調不良になってしまう可能性もあり、そうなると結果的に損をしてしまうことになりますね。

何時までに終わらせればよいか、一緒に考えてみませんか。

▶ よくある場面

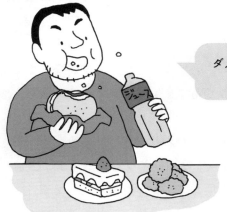

ダメだってわかってるんですけどね
つい……

▶ わかりやすい説明 　対応方法

例えば……車の運転を例に伝える

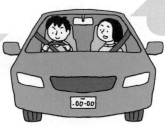

安全な速度で運転できています
この調子で頑張りましょう

ありがとうございます
よろしくお願いします

ありがとうございます
よろしくお願いします

適切な体重を維持できています
この調子で頑張りましょう

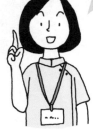

本人　　　　　家族・支援者

　高次脳機能障害のある人のなかには、暴飲暴食をやめられずに健康を害してしまったり、お金を使い過ぎて借金をしてしまったり、時に反社会的な行動を繰り返してしまったりする人がいます。

　その背景には、「わかっちゃいるけどやめられない」が常態化してしまう欲求コントロールの低下が影響している場合があります。

　また、本人も周囲も高次脳機能障害が原因であると認識していないことも少なくありません。そのような場面が見られたときには、車の運転を例に説明するのもよいでしょう。

参照 ▶ 1-12：欲求のコントロール

🗣 **説明例**

　脳を損傷することで、欲求のコントロールが難しくなることがあります。車の運転にたとえると、ブレーキをかけることが難しくなっている状態です。ブレーキをかけないと事故を起こすように、暴飲暴食を繰り返すと病気が再発することがあります。

　対策として、まずはブレーキをかける基準となる知識を学びましょう。安全運転のための法定速度があるように、健康のための適切なカロリーや体重があります。それでも、うっかり法定速度を超えてしまうようについ暴飲暴食をしてしまうこともあるでしょう。自分の状態は、自分では気がつきにくいものです。車の運転について自動車教習所の教官に確認・助言をしてもらうように、暴飲暴食については家族や支援者に協力してもらいながらブレーキをかける練習をしていきましょう。

▶ よくある場面

テレビの前でチャンネル争い勃発！

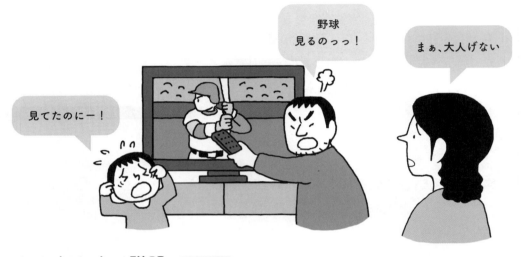

見てたのにー！

野球
見るのっっ！

まぁ、大人げない

▶ わかりやすい説明 対応方法

「らしい」振る舞いを促す

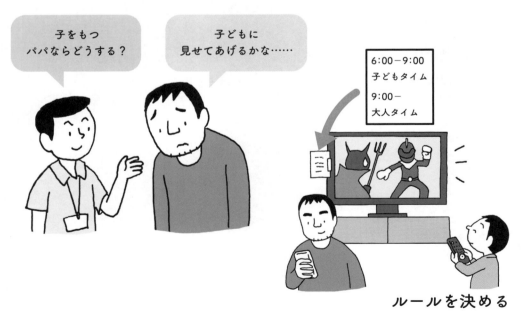

子をもつ
パパならどうする？

子どもに
見せてあげるかな……

6:00−9:00
子どもタイム
9:00−
大人タイム

ルールを決める

子どもと対等にけんかをする「大きな子ども」

依存性や退行があると、子どもとテレビのチャンネル争いをしたり、子どもとお菓子やゲームを取り合ったりして、子どもに譲ることができずに大人であっても本気になってけんかをしてしまうような場合があります。ほかには、一人で留守番できるのに、どこに行くにも一緒について行きたがる場合もあります。「大きな子ども」がいるような状況に、家族は戸惑ってしまいます。

このような場合、その人の年齢や立場相応の「らしい」振る舞いを一緒に考え、繰り返し促していきましょう。家庭の外では、プライドを保とうとごく普通に振る舞えることもあるため、家にひきこもらず、社会的な場に出ていく機会をもつようにしましょう。また、主張が子どもと衝突しないように、あらかじめルールを決めておく方法もよいでしょう。

どこに行くにもついて行きたがる場合、いくら家族でも24時間行動を共にしていると疲れてしまうので、段階的に別々の時間をつくっていくとよいでしょう。ついて行きたがるのは、留守番の間、どのように過ごせばよいのかがわからないからかもしれません。そのような場合は、留守番の間に行うことを具体的に指示して伝えるとよいでしょう。**参照▶1-17：依存性・退行、2-11：一つにまとめず具体的に伝える**

🗣️ **説明例**

同じ年齢の人なら、どうすると思う？

父親（母親）らしくするには〇〇したほうがいいよね。

★具体的な指示をメモして渡す

留守番の間は、こうしてね。

このメモを貼っておくね。

◆留守番の間の過ごし方◆

・リビングに掃除機をかける

・録画してあるドラマを見る

・昼ごはんは、冷蔵庫のカレーを温めて食べる

・家に誰か来たら、まず家族に連絡すること

3-2
生活

固執性

▶ よくある場面

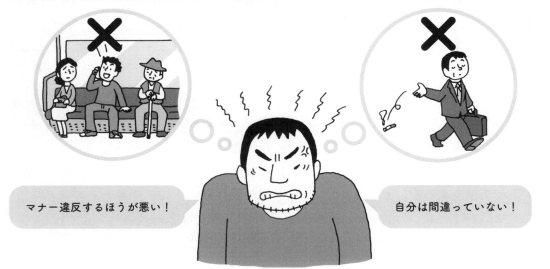

マナー違反するほうが悪い！

自分は間違っていない！

▶ わかりやすい説明　対応方法

迷惑駐車の場合

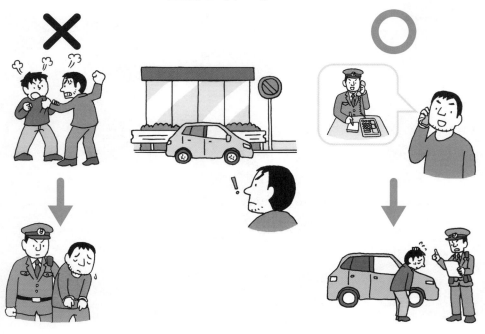

　脳の損傷後に固執性が強くなる人がいます。そのような人のなかには、ルールやマナーを違反している人をみると注意せずにはいられず、相手が言うことを聞かないと暴言暴力に走ってトラブルを起こしてしまう人がいます。また、本人に反省を促しても「自分は間違っていない」と主張する人も少なくありません。これらは、高次脳機能障害のため、物事の見通しや複雑さをとらえることが難しく、「マナー違反は注意すべし」と表面的な判断で行動してしまうことから生じます。そのため、本人とは、自分の言動によって生じる結果を多角的に確認することが重要になりますが、その際は、本人にとっての不利益に着目することも一つの手段です。そのうえで、本人にとって刺激となる場所を避けることや、適切な立場の人に注意を依頼したほうが得策であることを本人と一緒に確認しましょう。

　それでも再びトラブルを起こしてしまうことも考えられますので、定期的に振り返る機会を設け、トラブルを起こさずに生活できている状況があれば、肯定的な声をかけていくことがトラブルの防止にもつながります。また、周囲が同じように本人に伝え続けることが、「直接注意することはやめておこう」という認識につながりやすくなるため、周囲の理解を統一しておくことがカギとなります。

参照▶1-14：固執性

💬 説明例

　マナー違反は確かによくないことですが、直接注意することでトラブルに発展してしまうことがあります。正しいと思って注意してもトラブルに発展してしまうと〇〇さんにとって大きな不利益が生じることがあります。例えば、けんかになって警察に捕まる、家族がつらい思いをする、仕事を失ってしまう、仲間や友人が離れてしまうなどが考えられます。〇〇さんに不利益が生じないために、マナー違反をしている人を注意するのは、警察や駅員、店員など第三者に任せましょう。また、マナー違反などが多く見られる場所はあらかじめ避けることも〇〇さん自身を守ることにつながります。

▶ よくある場面

午前中は元気！

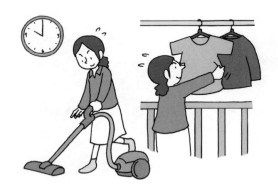

だけど、午後はぐったり……

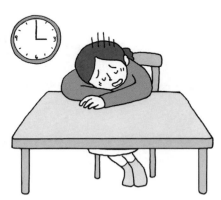

▶ わかりやすい説明 対応方法

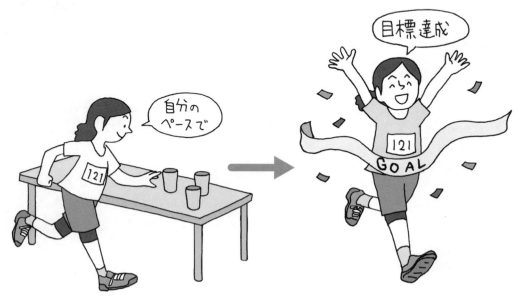

自分のペースで

目標達成

自分に合ったペースや
休憩のタイミング、方法を身につける

１日のゴールや
１週間のゴールを設定する

㉒ すぐに疲れてしまう

　病気や事故などによって脳が損傷されると疲れやすくなる人が多くいます。体の疲れとは異なる脳の疲れやすさの症状のことを「脳疲労」といいます。脳の神経は、新しい行動を学習するときには活発に働きますが、一度学習して脳のなかで回路ができてしまえば、最初のように活発でなくても行動を起こすことができるようになります。しかし受傷し、脳の回路が寸断されると、一度学習した内容であっても、全力に近い力を出さなくては同じことができなくなってしまう可能性があります。常に頑張っていては疲れやすくなるのは当然のことです。フルマラソンを100m走のペースで走っているようなものです。それではゴールにたどり着くことができません。

　易疲労性がある場合には、作業量などをうまくコントロールしなければ1日を通して集中を持続することが困難になります。家事を例にあげると、午前中は朝食の準備や洗濯、掃除などテキパキ動けるけれど、午後になるとどっと疲れが出てぼーっとしてしまったり、うたた寝をしてしまい洗濯ものが取り込めない、夕食の準備ができないなどという人もいます。

　対処方法としては、意識的に小休憩を取るようにするということが考えられます。あらかじめスケジュール化しておき、1時間仕事をしたら5分休憩を取るなどです。また、自分で疲労に気づきにくくなっている可能性もあるため、あらかじめ易疲労性があることを周囲の人に伝えておき、理解を得ることも大切なポイントです。自分から休憩が取れないときには、タイマーをかけておいたり、声かけをしてもらうなどしてリフレッシュができるようにするとよいでしょう。

💬 説明例

　マラソンでは、無理をせず自分のペース配分を守ることが大切ですよね。最初の元気なうちにスピードを出しすぎると、途中で疲れてリタイアしてしまいます。自分に合った走行スピードを身につけ、マラソンを完走できるようになることを目指しましょう。

第3章　わかりやすい説明で納得！　場面別不安・悩み解消編

生活

意欲低下

▶ よくある場面

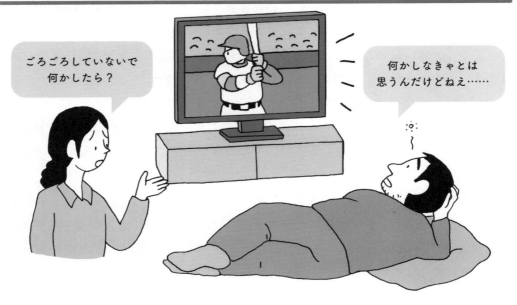

ごろごろしていないで何かしたら？

何かしなきゃとは思うんだけどねえ……

▶ わかりやすい説明 対応方法

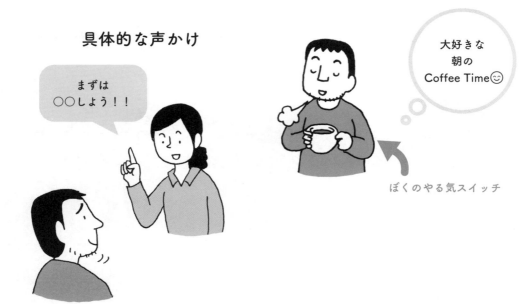

やりやすいことから始める

具体的な声かけ

まずは〇〇しよう！！

大好きな朝のCoffee Time😊

ぼくのやる気スイッチ

23 やらなくちゃとは思うけど始められない

　以前はとてもエネルギッシュで活動的だったのに、今は1日中ぼんやりと過ごすことが当たり前になってしまった、生活に必要な動作さえもすべて声かけが必要である、そんな悩みを家族から聞くことがあります。これは本人にやる気がないわけでもさぼっているわけでもなく、意欲・発動性の低下によるものです。つまり「行動のスタートボタン」が故障しているために起こるのですが、いざ始めると意外にきちんとできることもあるようです。まずは開始のスイッチを押してあげましょう。

スイッチ1　具体的な声かけ

　行動が始めやすいように、具体的に声かけをします。例えば、「着替えの服を取ってきてください。Tシャツとズボンと靴下です」というように明確に伝えます。

スイッチ2　最初は一緒に行う

　行動の取りかかりだけ一緒に行うことも有効です。例えば、着替えの服選びは一緒に行い、その後は本人に任せるなどです。

スイッチ3　やりやすいことから始める

　やる順番を考慮して、本人が好きなことや、あまり抵抗なくできるようなやさしいレベルのことなどを最初にやるというのもよいでしょう。

参照 ▶ 1-15：意欲・発動性の低下

説明例

　今日はデイサービスですね。着替えの服を取ってきてください。Tシャツとズボンと、靴下ですね。そこの棚にしまってありますよ。

（簡単なところから）
　まず、最初にこれをやりましょう。できたらその後は続けてやってくださいね。

▶ よくある場面

きっかけは小さなことでも……

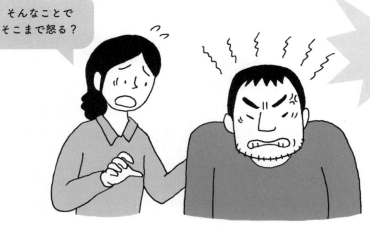

そんなことで
そこまで怒る？

あー！！
腹が
立ってきた

▶ わかりやすい説明　対応方法

自分でクールダウンする方法

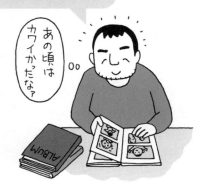

気分を変えられる
きっかけを
用意しておこう！！

あの頃は
カワイかったな？

楽しくなる（怒りから離れる）
方法は人それぞれ……

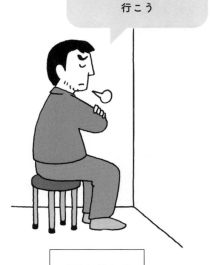

一人になれるところに
行こう

すぐに離れて
正解です！！

24 些細なことで怒ってしまう

　高次脳機能障害で感情コントロールが難しくなると、些細なことでイライラした
り、怒りっぽくなって突然、怒鳴る等の行動が見られたりします。自身の感情のブ
レーキがきかなくなった状態ですが、周囲に対して怒りをぶつけることで、人間関
係の悪化を招き、自分自身や家族の生活を脅かすことになります。

　高次脳機能障害のために、感情のコップが小さくなっていますので、すぐにあふ
れてしまうようなものです。まずはコップがあふれる前に中身を取り除きましょう。
そのためには怒りがたまってきたと感じたら、自分の好きなもの、例えばペットや
子どもの写真、好きなタレントの動画などを見るというのもよいでしょう。あるい
は落ち着ける場所に移動するのも一つの方法です。また、自分で自分に「まだ大丈
夫！　落ち着けるよ！」とエールを送ってみるという手もあります。

　まず本人がわき上がる感情にどう対処していくのか、自分をコントロールできる
方法を学び、実践することができるとよいでしょう。

参照 ▶ 1-11：感情のコントロール

💬 説明例

　イライラして怒りそうになったら、怒りが爆発する前に、お茶を飲むなどしてひ
と休みしましょう。気持ちがクールダウンして、いつものあなたに戻れますよ。

　怒りそうになったら、「大丈夫、大丈夫」とか、「落ち着け、落ち着け」などと心
のなかで繰り返してみましょう。

　大切なペットの写真・好きな場所の景色や楽しい思い出の写真などのお助けグッ
ズをいつも用意しておき、「それを見れば大丈夫！」と自分に言い聞かせてみてもよ
いかもしれません。

▶ よくある場面

自分で止められないとき

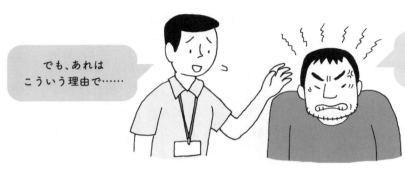

でも、あれは
こういう理由で……

そんなの知らん！
ますます頭にくる！

▶ わかりやすい説明 対応方法

その場を離れて様子を見る

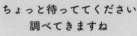
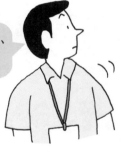
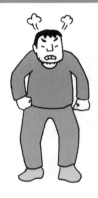

ちょっと待っててください
調べてきますね

落ち着いてから振り返る

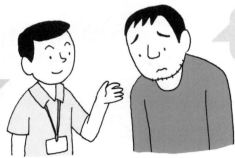

そう……
怒ってごめんなさい

こう思って
いたのですね

　3－2 生活㉔：些細なことで怒ってしまうで紹介した、自分で怒りをコントロールする方法が難しい場合には、周囲が対応を調節する必要があります。「そんなことで怒らないで！」と説得しようとしても、火に油を注ぐだけになってしまいます。多くの場合、何も原因なく怒り出すというより、その人なりの怒りのスイッチがあるものなので、そのスイッチを周囲の人が押さないように気をつけることも有効です。ある特定の話題でキレる人も多いので、それを避けます。例えば車の運転にこだわる傾向が強い人なら、車の話題を出さないようにします。また感情が爆発してしまったら話題を切り替えてその状況から遠ざけるように誘導します。

　爆発している原因が目の前の人の言動なら、本人ではなく相手に別室に移ってもらうなどします。説明が必要な場合には、感情がクールダウンしてから本人が理解できるような簡潔な説明をすることで「なぜ怒ってしまったのか」「どうすればよかったのか」を振り返り、次に同じことが起きないよう、本人にも納得させることができるかもしれません。ただ、こだわりが強かったり、振り返ることで怒りが再燃したりしそうな場合には、その話題自体を避けるという対応も必要となるでしょう。

 説明例

（怒っているときに）
　あっ、そういえば、今度の日曜に○○に行くことになっていましたが、何時の約束でしたっけ？　ちょっと調べてきますね。すぐ戻るので待っててくださいね。

（クールダウンしてから）
　さっき怒ってしまったのは、○○だからですか？　あなたは、怒りたかったのではなく、□□のような気持ちになったんですね。そういうときには怒らないで、△△のように伝えてみたらどうでしょうか。きっとあなたの気持ちが伝わりますよ。

▶ **よくある場面**

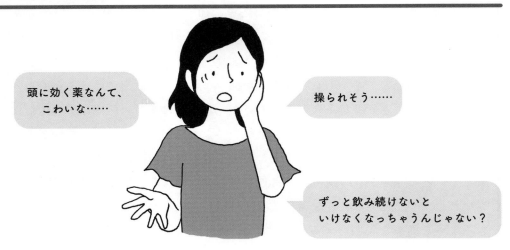

頭に効く薬なんて、
こわいな……

操られそう……

ずっと飲み続けないと
いけなくなっちゃうんじゃない？

▶ **わかりやすい説明** 解説

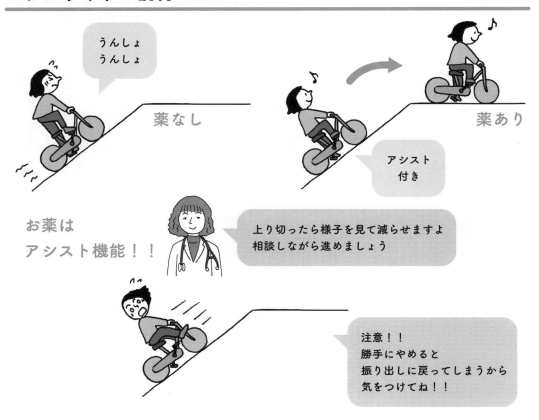

うんしょ
うんしょ

薬なし

薬あり

アシスト
付き

お薬は
アシスト機能！！

上り切ったら様子を見て減らせますよ
相談しながら進めましょう

注意！！
勝手にやめると
振り出しに戻ってしまうから
気をつけてね！！

26 頭に効く薬なんてこわい?!

　感情の起伏が大きく、気持ちが落ち着かない、落ち込んでしまうなどの症状があるときなどに（1−11：社会的行動障害−①感情のコントロール）、主治医から、「少しお薬で気持ちが落ち着くようにしましょう」と言われて薬が処方されることがあります。ところが、「頭に効く薬なんて飲んだら、操られちゃうんじゃないの？」「性格が変わって、別の人になっちゃうみたいな気がする」「常習性ができて、１回飲んだらその後ずっと飲み続けなければならなくなったりするんじゃない？」等と考えて、服薬に抵抗を感じる人がいます。

　主治医は、少しでもリハビリテーションや生活がしやすくなることを考えての判断で薬を処方するのですが、何に効くのか、なぜ飲んだほうがよいのかが漠然としていてわからず、「薬」という言葉に過剰に不安を抱いてしまうようです。

　そんなときには、何のために飲むのかをイメージしやすくするために、生活のしづらさを坂道（上り坂）に、薬を飲むことを電動アシスト付きの自転車にたとえたりすると、抵抗感もやわらぐでしょう。　**参考 ▶ 2-4：メタファーを利用して説明する**

🗨 説明例

　生活していてなかなかうまくいかないのは、苦労しながら坂道を上っているのと同じような感じです。アシストのない自転車で急な坂を上るのは、大変ですよね。時間も無駄にかかってしまうし、疲れて途中で止まってしまったり、下手すると逆に下っていってしまうかもしれません。ですが、電動アシスト付きにしたら、上るのが楽になります。時間も体力も、余裕ができた分、ほかのことをしたり考えたりすることができるかもしれません。

　あなたの自転車にアシスト機能をつけるのがこのお薬です。ずっと飲み続けるのではなく、ちゃんと坂を上り切ったら（生活が落ち着いたら）、減らすこともできますよ。ただ、ちゃんと上り切ったかどうかは判断が難しいので、お薬をくれたお医者さんに診てもらってからにしましょう。上り切っていないうちにアシストを自己判断でうっかりやめてしまうと、坂をずり落ちて振り出しに戻ってしまうこともありますから。今は坂のどの辺りか、一緒に確認して進めていきましょう。

3-3 就労

▶ よくある場面

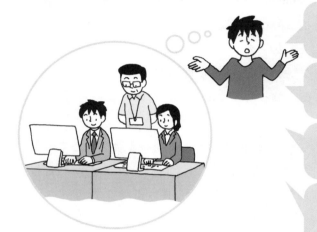

お金をかけてまで就労支援を受ける必要はないと思う

何のために就労の訓練を受けなければいけないのかわからない

実際の職場に戻ればそれがリハビリになるから訓練はいらない

今すぐでも復職できると思う。ちょっと頑張れば早く復職できるんじゃないか

▶ わかりやすい説明 （解 説）

指摘もないから、間違いなくできているということだね

あれ、間違っているなぁでも忙しくて、説明する時間がないから、こっちで直しておこう

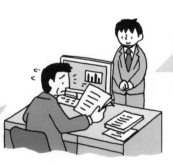

自分ではミスに気がつきませんでした。教えてくださりありがとうございます

先程のミスだけど、自分で気がついていた？

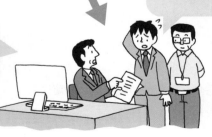

訓練：時間をとって振り返りができる

　周囲から見ていると、仕事が到底できそうにない状態に思えても、「自分は以前と変わらない」「仕事なら何とかなる」と話し、就労の訓練を拒否する人もいます。

　訓練をせずに自分の状態を理解しないまま仕事に就くと、就労当初は問題にならなくても、しばらくするとミスが積み重なってトラブルになることがあります。

　トラブルの原因の一つとして、自分自身のミスに気づいていないことがあります。もう一つは、職場での認識不足です。上司が忙しくて仕事の状況をゆっくり確認する時間がなかったり、慣れればできるようになると考え、問題が大きくなるまで様子を見ていたりすることが多くあります。職場ではミスがあっても、その都度指摘をしたり、その原因を説明したりすることができません。また、やっかいなことに、多くの人は他者にマイナスな情報を伝えることを避ける傾向があります。

　就労の訓練を拒否された場合でも根気強く、職場に戻ってからトラブルにならないように、復職・新規就職する前に、就労の訓練の利用をすすめるとよいでしょう。

> **参考 ▶ 1-16：病識欠如、1-19：認知の階層性、1-20：障害を認識すること、2-2：標準化・客観視する、2-4：メタファーを利用して説明する**

🗣 説明例

> 　自分のことは自分が一番わかっていると思いがちですが、実は自分のことを理解すること（自己理解）は、認知機能のなかで一番高度な機能です。自分のことを自分だけで理解することはとても難しいのです。でも、よく理解してから復職していくことは大切ですから、訓練で自分のことを周囲から教えてもらうことが大切になります。

> 　訓練は、自分を映す鏡です。自分の顔をチェックするためには鏡に映す必要があるように、高次脳機能障害では就労の訓練を通じて自分を知っていくことが必要になります。

3-3
就労

▶ **よくある場面**

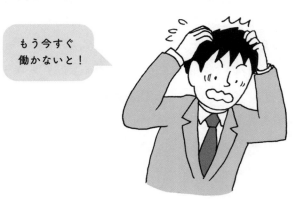

もう今すぐ
働かないと！

生活できないし！

職場がまわらないし！

自分の席がなくなるし！

▶ **わかりやすい説明** 解 説

野球にたとえると……

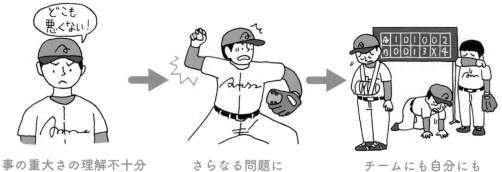

事の重大さの理解不十分
先々まで見通せない

さらなる問題に

チームにも自分にも
マイナスに

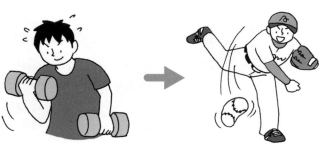
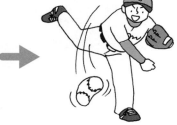
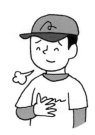

状態を理解し、
しっかり準備すれば

できることで貢献

補償も安心

　入院やリハビリテーション期間が長くなると、焦りが出てくる人もいます。確かに、長ければ半年の入院期間を経て、そこから「生活訓練や職業準備訓練をしましょう」と言われても、「そんなことやってる場合じゃない！」と居ても立っても居られなくなる気持ちは理解できます。まずは「焦り」の理由を理解することが大切です。例えば、本人が「立場を失うのが怖い」「同僚に迷惑をかけられない」「経済的に成り立たない」などの社会的な地位や経済的なことで焦っているのか、「自分の障害を理解していない」「見通しがもてない」「論理的に考えられず目の前のことに終始する」といった後遺症によるものなのか等の背景を理解しましょう。そのうえで、「長く続けられることを考える」「目の前のできることの積み重ねが先につながる」ことを伝えてみてください。

参考▶1-6：遂行機能障害と対応、1-18：キャパシティ（容量）、1-20：障害を認識すること

🗨 **説明例**

　一軍レギュラーのピッチャーだったあなたが肘を壊している状態と同じです。チームに迷惑をかけまいと、あるいは立場を失いたくないと監督やコーチに隠して登板してしまうとどうなるでしょうか。ひょっとしてその試合には勝てたとしても、余計にけががひどくなってチームに貢献できなくなってしまうかもしれません。先々のことを考えればきちんと申告をして、しばらく休んだとしても、リハビリして少しでも状態をよくしたり、以前のように投げられなくなっても中継ぎでチームの戦力になるほうが、あなたにとってもチームにとってもプラスになりますよね。

　経済的な心配があって集中できないようなら、ソーシャルワーカーや相談員、ケアマネジャーに相談してみましょう。活用できる補償や制度があれば、リハビリに専念できますね。

3-3
就労

失語

▶ よくある場面

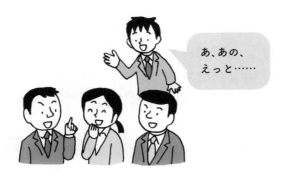
あ、あの、
えっと……

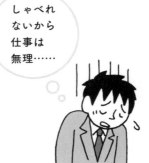
しゃべれ
ないから
仕事は
無理……

▶ わかりやすい説明 対応方法

仕事に戻る準備

①自分の苦手なこと＝言葉を使う業務
　　得意なこと＝できる業務
　　　　　　　　　　　を知る
②本来の業務から苦手な業務を外す
③できる業務を集めて一人分にする

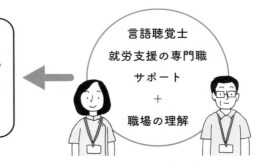
言語聴覚士
就労支援の専門職
サポート
＋
職場の理解

本来の業務 － 苦手な業務

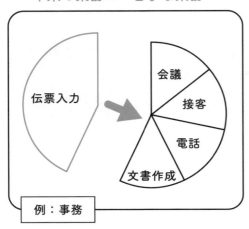
伝票入力
会議
接客
電話
文書作成
例：事務

できる業務を集めて一人分にする

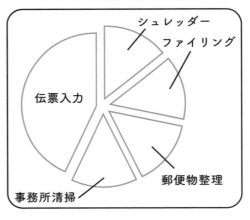
シュレッダー
ファイリング
伝票入力
郵便物整理
事務所清掃

29 話せないから仕事は無理?!

　失語症のある人のなかに、「前のように話せないから、仕事は無理」と働くことをあきらめてしまう人がいます。しかし実際は、失語症になっても復職したり、新たな仕事に就いたりする人がいます。なかには数年かけて、少しずつステップアップしていく人もいます。

　それでは、失語症のある人はどのようにして職業生活に戻っていくのでしょうか。失語症のある人は、他の高次脳機能障害のある人と同様に、就労支援を受けながら、復職や新規就労にチャレンジすることができます。しかし、「聞く」「読む」ことが困難なため、本人だけでは支援についての情報をキャッチできないことがあります。このため、リハビリ病院に入院中なら言語聴覚士や医療ソーシャルワーカーが、介護保険サービスを利用中であれば介護保険サービス事業所の言語聴覚士やケアマネジャーのような支援者が、本人に理解しやすいよう、仕事をすることの可能性について説明するとよいでしょう。

参考▶2-1：見える化する、2-5：平易な言葉や短いフレーズに置き換える

🗨 説明例

　仕事をするには、話すだけでなく、指示を聞いたり読んだりして理解する力が必要です。言葉だけでなく、注意力や記憶力、移動や作業する力も関係します。仕事の内容によっても必要な力が違いますよね。仕事に必要な力がどれくらいあるか、苦手なこと、得意なことを、自分だけで知ることは難しいものです。でも、①自分の失語症の症状にはどんな特徴があるか、②失語症のほかに何か症状があるか、③自分の得意なことはどんなことかなどを確認していけば、自分の能力にあった作業や職業を見つけることができるかもしれません。

　言語聴覚士や就労支援の専門職にサポートしてもらい、職場の理解を得ることで、就労の可能性は広がります。本来の業務のなかから苦手な部分だけ外したり、社員の皆さんの業務のなかからできる業務を集めたりすることで、今の自分に合った働き方を見つけていくことも一つの方法です。

▶ よくある場面

障害のことは、会社に伝えなくても
いいんじゃないかな……

障害者雇用って、給料安いんでしょ？

周りの目が差別的に感じるし……

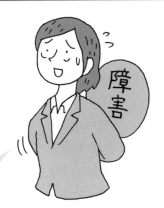

▶ わかりやすい説明 対応方法

面接のときは
あんなに自信
満々だったの
に……
全然仕事が任
せられないな
あ

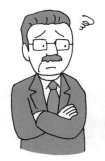

思ったよりうまく
いかないなあ

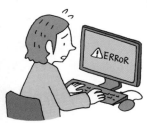

能力が正しく把握できない
＝本人に合った配慮ができない

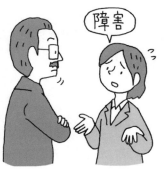

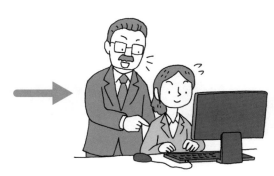

自分をオープンにして風通しをよくすれば

働きやすくなるかも

就労するにあたって、職場に自分の障害を伝えたくないと話す人がいます。「障害のことを伝えると給料が下げられる」「障害者だと思われたくない」「自分ではできると思うのに、仕事を変えられてしまう」など、当事者にならないとわからない気持ちがあると思います。障害をオープンにするかクローズにするかは、最終的には本人に決定権がありますが、それでも「安定して働き続ける」ことを考えれば、オープンにすることをお勧めします。隠していても働いていくうちに、問題が明らかになり信用を失ったり、取り返しのつかないミスをしてしまうことがあるからです。周囲に必要な配慮をしてもらい、自分ができることを確実に行っていくことが、長続きのコツです。安定して働いている当事者からも、同様の声が聞かれます。もし、「障害を伝えずに働きたい／復職したい」と話している人がいたら、以下の例で伝えてみてください。

参考 ▶ 1-16：病識欠如、1-20：障害を認識すること、2-1：見える化する、2-6：周りの理解を統一する

🗨 **説明例**

　コップにたとえると、病気や事故によって、ある日を境に注げる量が少なくなったり、形が欠けてしまったりした状態だと考えてください。リハビリによってある程度の大きさまで戻りますが、以前と同じ量の水は入らなくなっている、もしくは欠けて水が漏れているのが後遺症です。容量が小さくなったことが周囲には見えないので、それを伝えず仕事に戻ったときに、病気や事故の前と同じ水量を注がれるとどうなるでしょうか。結果は、すぐにあふれるか、水が漏れ続けます。周囲からはそれがわからずどんどん水を注がれてしまいます。以前と同じ水量が入らないことが続くと、仕事では信用がなくなりますよね。それよりも、容量が小さくなったことを事前に伝えて適度な量を注いでもらったり、欠けた部分を伝えて周囲の人にふさいでもらったほうが、周囲も安心して水を注げますし、職場の信頼も得られると思います。

3-3 就労

認識不十分

▶ よくある場面

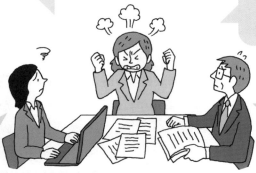

うまくいかないのは周りの配慮が足りないから

うまくいかないことはわかってるんだから、障害者雇用なんだから、配慮してもらえるのは当たり前でしょ

できる仕事をお願いしているのに……

自分でできることは頑張ってほしいのだけど……

▶ わかりやすい説明 解説

周囲の配慮だけが大きくなると、バランスが崩れ、支えられなくなる

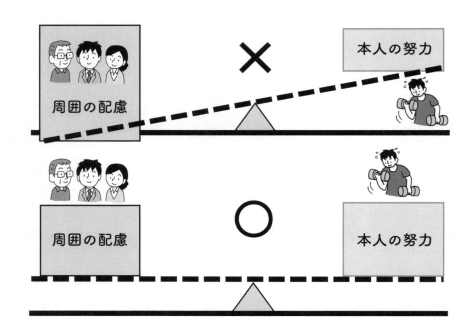

本人の努力

周囲の配慮

×

周囲の配慮

本人の努力

○

31 うまくいかないのは周りのせい?!

　職場でミスを繰り返すと、認めたくないという思いが強くなり、問題は自分ではなく、他人や物に原因があると考える人がいます。その際は、どのような仕事がどのような状態でできたのか、あるいは失敗したのかを記録して振り返るのも一つの方法です。整理してみると、自分が考えているよりも周囲が配慮してくれている場合もよくあります。

　そのうえで、自分があらためて何かの配慮を要求するためには、すでに配慮されていることを理解し、自身も努力する必要があることや、周囲に要求する前に、まず自分が変わることが重要であることを説明してみてはいかがでしょうか。

資料▶1-16：病識欠如、2-1：見える化する

💬 説明例

　今、できている仕事・できていない仕事、自分が努力していること・周囲が配慮していることを紙に書き出してみましょう。まとまらない場合は、箇条書きでもよいので書き出してみましょう。そして、その内容について、自分の状況と職場の状況をよく知る信頼できる支援者に見てもらい、職場の人が見るとどのように見えるのか等、意見を聞いてみるとよいでしょう。

　「give and take」とよくいわれますが、自分が何かを要求するためには、自身も努力する必要があります。自分自身でできることを何もしていない状態では、周囲は誰も協力してくれないものです。まずは自分でできることから取り組みましょう。

　カナダの精神科医のエリック・バーンの有名な言葉があります。「過去と他人は変えられない。しかし、自分と未来は変えることができる」というように、周囲を変えることはできないのです。自分が変わることで、周囲も変わり未来も変わっていくものです。そのため、今自分ができることを考えましょう。

3-3 就労

認識不十分

▶ よくある場面

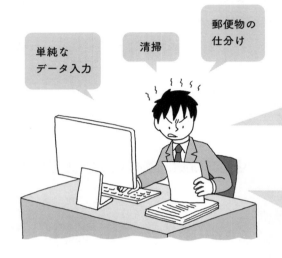

単純な
データ入力

清掃

郵便物の
仕分け

自分ばかり簡単な（やりがいのない）
仕事をさせられて、納得がいかないなあ

以前と同じように仕事はできないが、
若い社員のサポートならできるのになあ

▶ わかりやすい説明　解説

社会・会社

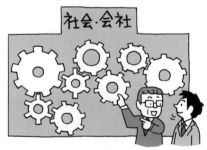

どの歯車にも大切な役割がある

数年前の会議　　　　　　今の会議

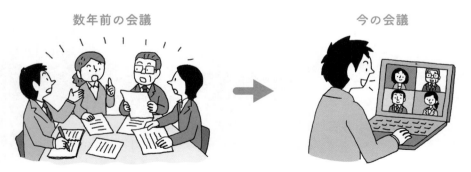

時間とともに環境は変わる

32 自分はもっと仕事ができる?!

　仕事に就いてしばらくすると、職場の人間関係にも慣れ、仕事にも自信がついてきます。そうすると、「ステップアップしたい」といった希望が出てくることはよくあります。そのような感情を抱くことは自然なことですし、向上心のあることは、職業人として推奨される職務態度といえるでしょう。しかし、今その仕事を任されているということには、それなりの理由があります。職場全体で考えるとその仕事を任せることが一番成果があがるかたちと考えられているのかもしれません。もしかすると、現在の仕事が十分にできておらず、他の仕事を任せることが難しいと判断されているかもしれません。いずれにせよ、まずは今の仕事をしっかり行えることが、ステップアップにつながります。

　また、経験があるので若い社員の指導ならできると言う人も多くいます。しかし、過去の知識を伝えることとアドバイスできることは別と考えたほうがよいでしょう。今の社会情勢や職場環境は日々変わってきているのです。そのため、今の状況を正しく理解していないと適切なアドバイスも行えないものです。そうしたことを本人が腑に落ちるメタファーを用いて説明してみましょう。

参考 ▶ 1-16：病識欠如、2-4：メタファーを利用して説明する

説明例

　よく会社組織を歯車にたとえることがあります。仕事はすべてつながっているので、誰かの役割は必ず他の誰かを助けているものです。それぞれの歯車が正しく組み合わさって、はじめて成果が生まれます。逆にどこか役割を果たせていない歯車があると組織全体に影響を与えます。つまり、一つひとつどの歯車もとても大切な役割を担っているのです。

　これまで働いてきた経験を活かすというのはたやすいことではありません。ある日突然、病気や事故にあい、しばらく休んでいると、戻った際には浦島太郎のような感覚に陥るでしょう。その際、記憶障害があると新しい情報がなかなか覚えられなかったり、情報が不足したりすることが多いものです。つまり、現状を十分に理解していないなかでアドバイスすることになり、今のやり方と合わなかったり、効率の悪いやり方だったりして、周囲から信頼が得られなくなっていきます。

3-3 就労

認識不十分

▶ よくある場面

特に後遺症はないし

前の仕事は問題なくできますよ

何か問題でも？

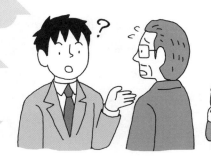

昨日あんなに大きなミスをしたのに……

▶ わかりやすい説明 解説

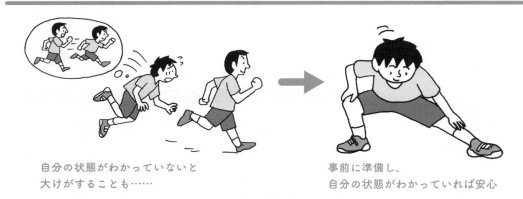

自分の状態がわかっていないと大けがすることも……

事前に準備し、自分の状態がわかっていれば安心

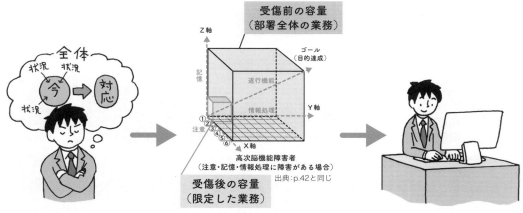

受傷前の容量
（部署全体の業務）

Z軸

記憶

ゴール
（目的達成）

遂行機能

情報処理

Y軸

①②③④⑤⑥

注意

X軸

高次脳機能障害者
（注意・記憶・情報処理に障害がある場合）

出典：p.42と同じ

受傷後の容量
（限定した業務）

管理、指導するには、「全体」をとらえて、「今」の状況に合わせた対応が必要

全体をとらえるだけの容量が小さくなっている

過去の経験、知識を使うとしても、範囲を限定したり、簡易な内容にすることで活かせることも

リハビリテーションや訓練をしていると、「不注意なミスが起こる」「指示されたことを忘れてしまう」など、受傷前には出なかったような問題が出てくることがあります。はじめて取り組んだ課題ができなかったとしても、その失敗がもともと苦手なのか、後遺症によるものなのかは一般的に理解しにくいものです。しかし、どんな仕事でも、ミスをしない、指示どおりに行うなどの基本的な部分は共通しています。基本的な場面でミスが起こるということは、慣れたことであっても、より複雑な場面では同じような問題が起こりやすいということです。

同じように「現場のことはミスのしやすい今の自分には難しくても、管理職ならできる」「忘れっぽくても昔のことは覚えているから、若い社員の指導役なら戻れると思う」と考える人も多いので、「昔の自分ではなく、今の自分で考えること」「過去の知識を伝えることとアドバイスする能力は違うこと」を説明してみましょう。

参考 ▶ 1-16：病識欠如、1-20：障害を認識すること

👤💬 説明例

　子どもの運動会の競技項目で「保護者競技」がありますよね。「子どもによいところを見せたい」と考えたり、若い頃の感覚で身体が動くと思いがちです。結果、リレーで足がもつれて転倒なんてことになってから「しまった！恥ずかしい……」なんてことも。高次脳機能障害も、同じ状況が起こりやすくなっています。いきなり本番を迎える前にウォーミングアップしておくと、「ここはセーブしないといけないな」と思えたり、徐々に足を慣らしておくこともできたと思います。リハビリや訓練も自分の状態を理解して、慣らしておくことが大切なことです。

　受傷前のことは覚えているので、新しい仕事でなければ問題なくできると考える人もいます。確かに過去の知識や経験したことは伝えられますが、管理や指導の仕事は今の状況を踏まえて対応していくことになります。新しいことが覚えられない、見通しをもてないということは、その「今の状況を踏まえた対応」が難しいということです。過去の知識や経験を使うとしても、範囲を限定したり、簡易な内容に切り分けることで、活かせることもありますよ。

3-3 就労

▶ よくある場面

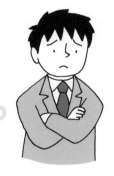

「障害者」ってだけで、給料が下げられるんじゃないかな……

だったら、障害を伝えると損するかも

▶ わかりやすい説明 解説

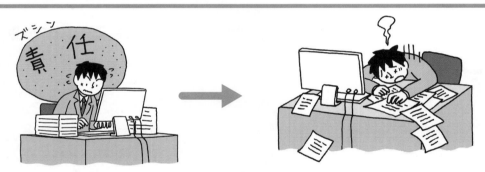

今の能力以上の負担がかかれば、自滅してしまうことも

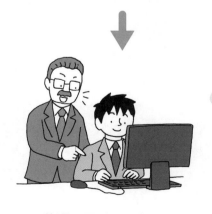

待遇は下がっても、
自分に合った負担のほうが
長く安定して続けられる

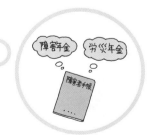

公的保障などを活用

34 給料を下げられたくない

　働いていた人が受傷して高次脳機能障害を負った場合、現実的に直面するのが待遇の問題です。ケースバイケースで一概にはいえませんが、「同一労働同一賃金」という言葉も聞かれるようになり、所属年数が長くても減給になったり雇用形態を変更する事例もありますし、もちろん以前のように仕事ができなくても「現状維持」で復職する事例もあります。復職前に十分な話し合いのうえで、労使双方の合意をしていくことをお勧めします。

　一方で、自己理解や障害認識が十分でないと、「自分は以前と変わらないのに給料を下げられるのは納得できない」「降格になり管理職手当を外されるのであれば、障害のことは伝えずに復職したい」と考える人もいます。他の項目でも紹介しているとおり、障害によって以前のように働けなくなっているのに、そのことを隠したまま働くと、戻ったあとのトラブルにつながります。特に給料や役職のことを気にする人には、以下のように伝えてみてください。

参考 ▶ 1-16：病識欠如、1-20：障害を認識すること、2-2：標準化・客観視する、2-6：周りの理解を統一する

💬 **説明例**

　障害のことを伝えずに以前と同じ仕事で復職したり、待遇だけにこだわって新規就職したりすることで、能力以上のことが求められ、結果として苦労している人も多くいます。もちろん、病気や事故の前と同じぐらいの待遇で働くことができるのは喜ばしいことですが、今の状態に合わない仕事に就くと、ミスが起こりやすく、結果として信用や人間関係を失ってしまうこともあります。働き続けるうえで大切なことは、今の自分の能力に合った仕事に就くことです。以前の仕事内容や待遇だけにこだわらず、今の自分に合った仕事に就くことを考えていきましょう。

　受傷して前のように働けなくなった場合の保障として、障害年金や労災年金などの障害等級に該当すれば、以前の所得と大きく変わらないこともあります。これからまだ10年勤めるのですから、能力に合った無理のない働き方のほうが、結果的に安定した就労につながることを考えましょう。ソーシャルワーカーや相談員、ケアマネジャーに相談してみてください。

3 - 3 就労

▶ よくある場面

記憶障害と言われても実感がないので、メモはしなくてもいいでしょう

メモを取ろうとしているけど、上司の説明が速くてメモが取れない……

今から○○して、その後は△△をこっちに持ってきて、それが終わったら……

メモを取ったけど、メモをなくしてしまう
メモ帳はあるけど、どこに書いたかわからない

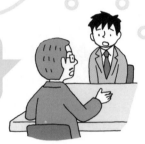

▶ わかりやすい説明　解　説

指示内容

10の内容を指示されても、5の内容がすべてだと感じてしまう

脳が損傷していることで、5の内容は入らない

受傷前

受傷後

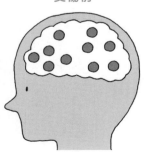

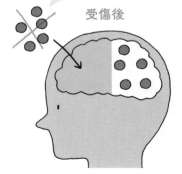

35

メモなんてしなくても大丈夫?!

　高次脳機能障害との診断を受けても、その実感がない人が多いものです。ある日突然、病気や事故にあったわけですから、記憶力が低下していることを自分では理解できないのは当然のことでもあります。自分がどれだけ記憶力が低下したかは、日々少しずつ結果が返ってきて、はじめて理解していくものです。つまり、しばらくは、もとの記憶力が自分にはあると思って生活しているのです。このような本人の状況を理解したうえで対応することが重要となります。加えて、本人の言葉や支援者が伝えた言葉をまとめて記録に残しながら、繰り返しメモの必要性を確認していきましょう。

参考 ▶ 1-4：記憶障害と対応、1-6：遂行機能障害と対応、1-18：キャパシティ（容量）、2-1：見える化する、2-5：平易な言葉や短いフレーズに置き換える

🗨 **説明例**

　記憶障害の実感がないことは当然のことです。10個の事柄が含まれている話をされたとき、以前は10個すべてを理解し覚えることができていたとします。それがある日突然、記憶障害となり、10個のうち5個しか残っていない状態になるのです。忘れてしまったことは、自分では気づくことができないので、自分では5個しか聞いていないと思っているのです。つまり、記憶力が低下した実感がないという感覚は間違っていないのですが、実際には5個忘れてしまっているという事実があることにも気づく必要があります。そのため、メモを活用するなどして自身で感覚の違いを確認していくことが重要になるのです。

　メモを取ることは、実はとても難しいスキルです。まず、話が始まったときに今メモを取るべきかわからなくなることがあります。そして、メモを取るときは「聴く」「理解する」「書く」「話す（返事をする）」の同時処理能力が求められます。加えて、書くときには、将来自分がどんなメモが必要かを予測して書く必要があります。その後、実際にメモの情報を使うときにはたくさんのメモから必要なことを見つけ出さなければなりません。それでも、少しでも自分の記憶力を補うためにも、また、周囲に対して努力する姿勢を示すためにも、職場でのメモは欠かせないものです。しっかり練習して"メモ名人"になりましょう。

▶ よくある場面

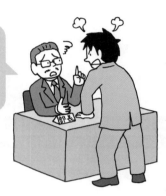

> ミスが起きているので、職場のマニュアルどおりに作業してほしいんだけど……

> 自分の考えたやり方のほうが効率的なので、自分のやり方でやります！

> 指示や手順書がわかりづらいので、うまくいかないだけです！

> Aさんから○○と言われたからそのとおりにやっただけです！

> 以前は○○していたので……、そうすると思った！

▶ わかりやすい説明 解説

全体をとらえるのが苦手になっている

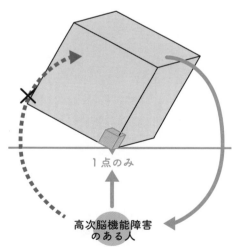

自身では
とらえられない

周囲が説明して
いく必要がある

> 高次脳機能障害により、記憶・注意・情報処理といった機能が低下して、処理できる容量が小さくなっている。そのため、限られた範囲＝1点のみで物事を判断して行動してしまう

> 周囲が「全体から見るとどうなっているのか」「背景にはどういうことがあるのか」などを丁寧に説明していく必要がある

1点のみ

高次脳機能障害
のある人

**目の前のことだけで判断して
行動する特徴がある**

点でしか考えられない

出典：深川和利監，稲葉健太郎・長野友里編著『高次脳機能障害支援の道しるべ 就労・社会生活編——復職・新規就労から就労継続まで ライフイベント別生活サポートのヒント』p.75，メディカ出版，2018年を一部改変

36

自分のやり方のほうが正しい！

　脳損傷後、職場復帰してみると、これまではトラブルなく仕事ができていたのにもかかわらず、上司や同僚との関係で、これまでの職業生活では考えられなかったトラブルが起こることがよくあります。職場復帰したばかりのときは、自身も周囲も慣れるまでは仕方がないと考え、多少うまくいかないことがあっても時間が経てば解決すると考えがちです。しかし、しばらくすると、「自分のやり方が正しいと主張する」「上司や同僚から注意されると、イライラして口答えする」などの状況が出てくることがあります。そんなときは、「考え方が間違っている」「上司の言うことは聞きなさい」と説得するよりも、なぜ現在のような状況に陥っているか全体をとらえるのが苦手になっている図を使って説明してみましょう。

参考▶1-16：病識欠如、1-18：キャパシティ（容量）、2-3：図や絵を用いて説明する

🗣 **説明例**

　脳損傷後は、以前よりも様々なところで容量が小さくなってきています。これまでであれば、たくさんの情報をもとに物事を考えられていたのですが、容量が小さくなっているため、脳損傷後は非常に少ない情報のみで物事をとらえ、考えてしまいがちです。このため、周囲の人との摩擦が生まれてしまうことが多く起こってきます。また、昔であれば、上司や同僚から注意されることがあっても、それを受け止めるだけの容量があったのですが、脳損傷後は様々なことを受け止める容量も小さくなってしまっているため、ちょっとしたことで精神的にもいっぱいいっぱいになってつい口答えをしてしまうことがあります。このようなことが続くと、周囲の人からうとましく思われてしまいます。そのため、自身の容量が小さくなっていることを十分に理解し、周囲の人からその情報を補足してもらったら素直に受け止めることや、自らいっぱいいっぱいになっていることを伝え相談したりすることが重要になってくることを理解しておきましょう。

3-3 就労

▶ よくある場面

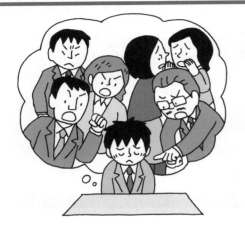

自分ばっかり怒られる
ちゃんと言われたとおりやっているのに

なぜみんな避けているんだろう
自分にだけしゃべってくれない

課長が喜ぶと思って、
先回りして仕事をしているのに……

▶ わかりやすい説明 対応方法

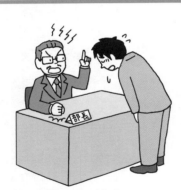

本人が「自分だけ」怒られている
と思っていても……

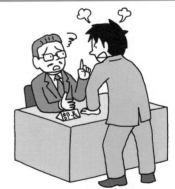

実際には一方的に自己主張し、
上司が耐え切れずに「やんわり
と」注意したなんてことも……

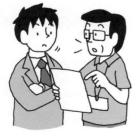

支援員が間に入るとスムーズに
なることも

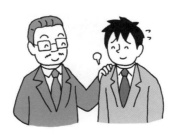

自分が対応を変えれば、相手の
対応も変わる

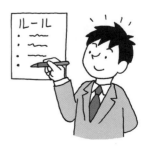

自分の行動指標（ルール）がある
とわかりやすい

就労にあたって重視されるのが「コミュニケーション」です。一般的に「コミュニケーション」と聞くと、言葉での意思疎通の意味合いで取られることがありますが、職場においては、「周囲との協調性」「良好な人間関係」という意味合いが大きな要素になります。受傷後に、言葉でのやり取りはできるのに、こだわりが強い、とらえ方が極端になってしまう、相手の意向を理解・推察できなくなるという人もいて、そのことでトラブルになってしまう場合があります。特に障害認識が乏しいと、よりうまくいかなくなるようです。逆に、職場側が本人の状態を理解していないために、仕事や環境がマッチしていないことも背景にある可能性があります。本人の話を聞いて「正しい／間違っている」と判断するのではなく、うまくいかなかった状況を一緒に振り返るとともに、本人には以下のように説明してみてください。

参考 ▶ 1-13：対人技能拙劣、1-14：固執性、1-16：病識欠如、2-1：見える化する

💭 **説明例**

　あなたがそう感じたのは事実だと思いますが、実際にどのような状況だったかを確認して問題点を明らかにしましょう。そのためには、就労支援の支援員に間に入ってもらうと整理しやすくなると思います。

　「自分が変われば、相手も変わる」、です。人間関係でうまくいかないことがあった場合、相手を変えよう、修正しようとすると、余計にうまくいきません。「自分ばかり怒られる」「嫌われている」と思っても、「ミスしてしまったら謝罪する」「助けてもらったら感謝する」など今までできていなかった行動が取れれば、相手のあなたへの接し方も変わるでしょう。

　自分にも問題があるのにうまくできない場合は、質問の回数を決める、仕事を進める前に報告・相談する、用事があるときは「今よろしいでしょうか」などの枕言葉をつけるなど、職場側と一緒にやりやすいルールを決めましょう。

▶ よくある場面

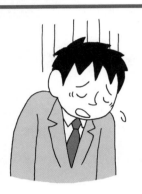

毎日やってもやっても
全然ミスがなくならないなあ

気をつけてやってるつもりなんだけど……

自分にはこの仕事向いてないかもなあ。
自信がなくなるよ

▶ わかりやすい説明　対応方法

自分の状態を理解する

自分がミスするポイントを明確化する

①対処法を身につける

手順書・チェックリスト

ガラス拭き
- ☐ 道具の準備
  - ☐ 水拭き雑巾
  - ☐ 乾拭き雑巾
- ☐ スマホショーケース（水拭き→乾拭き）
  - ☐ 清掃方法再確認↓
    ①左から右へ拭いていく『上、正面』
    ②絞った雑巾で水拭き
    ③乾いた雑巾で乾拭き
- ☐ 時計ショーケース（水拭き→乾拭き）
  - ☐ 清掃方法再確認↓
    ①雑巾の順番『左、正面、右』
    ②絞った雑巾で水拭き
    ③乾いた雑巾で乾拭き
- ☐ すべてのショーケースを拭き終わったら、
  倉庫に乾拭き雑巾を戻す（白いカゴ）
- ☐ トイレで水拭き雑巾を洗い、戻す（完了）

定規の活用

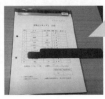

見える箇所
を限定する

②環境を調整する

業務の細分化

案内文の発送

1. PCで案内文 を作成する	→	1. PCで案内文を 作成する
2. 丁合する		2. 丁合する
3. 封入する		3. 封入する
4. 発送する		4. 発送する

指示系統の統一

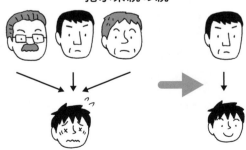

軽微な不注意であれば生活場面では影響が出ないこともありますが、就労場面では求められる要求水準が高くなり、一度に多くの情報に注意しなければならなかったり、納期などスピードに追われることが出てきたりするため、一般的に注意障害の影響が出やすくなります。また、結果が残ることで問題点が明らかになりやすいのが仕事です。「注意障害」と一言でいっても症状や程度は人それぞれです。様々な作業を通して、どれくらいの情報量や手順・工程になると抜けやすいのか、文字・数字や図面などどのような情報がわかりにくいのか、どの程度のスピードでミスが出やすいのか、どれくらいの時間の集中が続くのかなど、自分の傾向を知ることが重要です。さらに、その傾向に合わせた代償手段を取れるように繰り返し練習しましょう。

あわせて職場にその状況を理解してもらい、職場環境のなかで極力ミスが起こりにくい設定（情報量や工程を限定、一つずつ指示、他者のチェックなど）をすることで、仕事がしやすくなります。

参考 ▶ 1-1：注意、1-2：注意障害と対応、2-1：見える化する

🗨 **説明例**

注意障害によって仕事でミスや見落としが目立つ場合、「意識します」「気をつけます」だけでは改善しないことがあります。まずはその状況を記録したり、手元に残して自分のミスの傾向を把握しましょう。何らかの特徴が出ることがあります。支援員と一緒に具体的な対策を考えることをお勧めします。

同じ対策がすべての場面で有効とは限らないので、状況に合わせて応用を効かせるとよいでしょう。例えば伝票入力の仕事であれば印刷して✓印をつけるなど、業務の要素や傾向に合わせて対応しましょう。

対策が取れるようになっても、仕事で求められる水準が高いと、対処しきれないことがあります。職場にも自分のミスの傾向を伝えて、できるだけ情報の少ない定型の仕事にしてもらうなど、配慮をしてもらうとより働きやすくなります。

▶ **よくある場面**

授業に集中できていない

先生

お知らせが
はがれそう！

あ！飛行機！

今日の○○ちゃんの
服かわいいな！

あのクラスは体育で
何やってるのかな

▶ **わかりやすい説明** 解説 対応方法

実際
その子に
起きている
ことは……

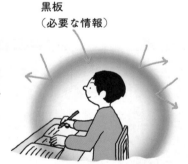

黒板
（必要な情報）

通常なら必要な情報だけを選択し
注意を向けて集中することができる
余計な情報は自然にフィルタリングできる

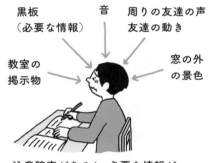

黒板
（必要な情報）

音

周りの友達の声
友達の動き

教室の
掲示物

窓の外
の景色

注意障害があると、必要な情報が
選択できない！
余計な刺激をフィルタリングできない

集中しやすい
環境を整える

物理的に他の刺激が
入らないようにする工夫

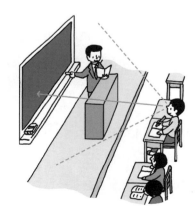

39　授業に集中できない

　学校の教室は様々な情報であふれています。黒板、先生、掲示物、友達、窓の外の景色、校庭の声……。そのなかで黒板の板書に集中しなければならない場合、多くの情報のなかから「黒板の板書」だけをピックアップして注意を向けなければなりません。これは 選択的注意 （1－1：注意）が必要となりますが、高次脳機能障害によって苦手になってしまうことがあります。本来であれば必要でない情報は無意識に無視することができ、必要な情報だけに集中することができますが、選択的注意が低下してしまうと必要でないものにも注意が向いてしまい、結果的に必要なものに集中できないという事態に陥ってしまいます。

　そうすると、本人に「黒板だけに集中しなさい」と言っても効果は期待できません。黒板に集中したいけれど、他のものが排除できずに困っているのです。このような場合は、他の刺激が入らないよう座席を前のほうにするとか、掲示物の位置を工夫するといった物理的な環境を整えることが有効でしょう。また必要な情報をわかりやすく目立たせたり、何か指示や重要なことを話す前に名前を呼んだり、「今から言うことは大事ですよ」と注意を向けるタイミングにメリハリをつけることもよいでしょう。

 説明例

> 集中しようと思っても、他のことが気になってしまいますね。
> 今の授業と関係のないものはしまって整理整頓しましょう。
> 今は○○と△△を出しておきましょう。

> 今から大事な話をします。先生のほうを見てください。

第3章　わかりやすい説明で納得！　場面別不安・悩み解消編

▶ よくある場面

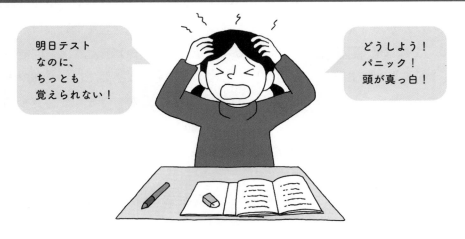

明日テスト
なのに、
ちっとも
覚えられない！

どうしよう！
パニック！
頭が真っ白！

▶ わかりやすい説明 対応方法

計画を立てよう

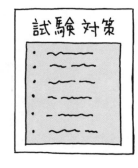

試験対策

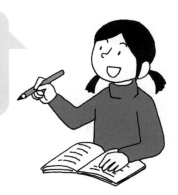

暗記ものは
苦手だから、
2週間前から
毎日コツコツ
覚えようっと

関連づけて覚えるのも有効

メモリーツリー

　学校生活は何かと持ち物が多いものです。いつもの時間割に加えて、イレギュラーな持ち物が必要な場合がありますが、記憶や注意の障害があると、その指示が抜けやすくなるため、忘れ物が増えたという声がよく聞かれます。小学生であれば、連絡帳にきちんと記載できているかを担任の先生にチェックしてもらったり、配布物は決まった袋に入れて持ち帰るようにし、帰宅後は保護者と一緒にチェックするとよいでしょう。中学生以上になると、学校全体として連絡帳への取り組みがなくなり、ほぼ自己管理になるため、忘れ物が急増しやすいようです。小学生時代の連絡帳が有効であれば、連絡帳を個人的に続けてもらうという配慮をお願いするのも一案です。連絡袋も続けるようにし、そのなかにメモ帳を1冊用意し、持ち物や連絡事項があった場合は、日付とともに記載して、連絡袋の中身をチェックするときにメモ帳も必ず見返しましょう。何かあったけれど何だったか忘れてしまったときには、友人を頼りましょう。高校生以上になれば、スマートフォンやスケジュール帳などを使って行動管理に挑戦するとよいでしょう。その際、「することリスト（To Do リスト）」が記録できるものがよいようです。カメラで連絡事項を撮影することも有効です。

　学習面では、特に暗記ものが苦手になりやすいようです。脳損傷後は、一夜漬けができなくなったとよく聞かれます。情報を一度に保持できる容量が少ないため、まとめて覚えようとしても実際に覚えられる情報量は少なく、入れすぎてしまうとそれまで覚えていたことまで真っ白になってしまうこともあります。一夜漬けはあきらめて、何度も覚え直すことを前提に、コツコツと時間をかけて覚えていくことがおすすめです。試験前には余裕をもって計画的に備えるようにしましょう。

> 💬 **説明例**
>
> 　歴史や英単語を覚えるときは、メモリーツリーをつくることがおすすめの方法です。
>
> 　メモリーツリーは記憶術の一つで、マップ状に全体に広がっていくようにノートに書いていきます。視覚的に見やすくなって、脳にも優しいともいわれています。

▶ よくある場面

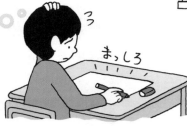

夏休みの
思い出ね……

何から始めたらいいか
わからない!!

夏休みの思い出…思い出…
うーん
何も書けなかった……

つっ

まっしろ

夏休みの思い出
作文

キンコーン
　　カンコーン
はい、そこまでー

▶ わかりやすい説明 [対応方法]

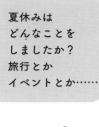
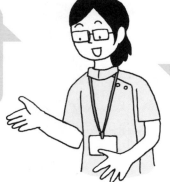
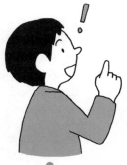

夏休みは
どんなことを
しましたか？
旅行とか
イベントとか……

それはいつ？
どこ？　誰と？
どんな気持ちに
なったかな？

家族で
海水浴に行った！

カニや魚をつかまえたり、
いっぱい泳いで、
とっても楽しかった！
こんなに日焼けも
したんだよ

これなら書けそう！

「夏休みの思い出」というテーマの作文や「段ボールで自由に作ろう」という工作など、自由度の高い内容の指示を与えられると、高次脳機能障害の子どもはどうしてよいかわからなくなってしまいます。授業中は1行も書き進めることができなかったとか、段ボールを丸めているだけだったという話をよく聞きます。

遂行機能障害があると、課題の意図や目的を読み取ることや、課題を遂行するための段取りを考えることが難しくなります。やろうと思っていても、何から手をつけてよいのかわからず、頭のなかがパニックになってしまったり、ぼーっとしてしまうのです。自由度の高い課題を行うことは、何も持たずに大海に船出をするようなもので、行き先が見えずに遭難してしまいがちです。航海図や灯台にあたるような具体的な指示を出してもらえるとうまくいくと思います。

「夏休みの思い出」であれば、まず夏休みにどんなことがあったかを箇条書きしてもらい、そのなかから一番印象に残った出来事を選んでもらいます。作文の場合は、「いつ、どこで、誰と、どうした」に加えて、その出来事を選ぶに至った気持ち（面白かった、楽しかった、悲しかったなど）も書けると作文として形になるのではないでしょうか。「自由に工作」であれば、とりあえず作ってみた形が何に見えてくるか、組み合わせてみたらどうか等、ひらめきを助けるような例をあげてみたり、実際に課題を進める過程をお手本として示すのも有効です。

説明例

まず、一つずつ書き出してみましょう。どんなことがあったか思いつくものをあげてください。一番印象に残ったことは何ですか。どうして印象に残ったのかを、書いてみましょう。

▶ よくある場面

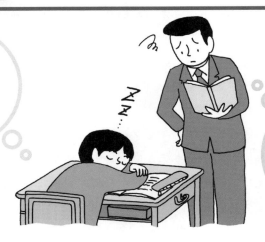

午後の授業が
始まったばかり
なのに……
ねむい……

起こすべきか
起こさざるべきか

▶ わかりやすい説明 解 説

100人分の仕事を70人で処理!!

70人で
これを!?

情報が多すぎて処理するのに必死!!

ここはどこ? 目的地は…

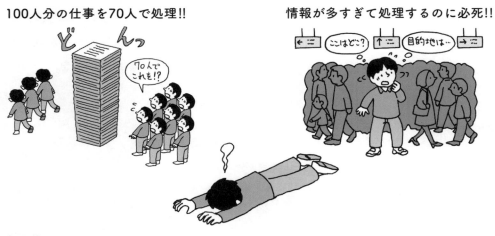

少し休んでリフレッシュ

保健室

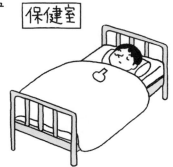

退院して、やっと学校に戻れる！と喜んで登校したものの、半日授業を聞いていたら疲れてしまい、午後はもう何もできないくらいぐったりしてしまったり、何とか学校で1日過ごしても、家に帰り着いたらご飯も食べずにばったりと寝てしまったり……。病気や事故の前なら、元気があり余る程で毎日充実していたのに、と驚くことがあります。そんなとき、もっと頑張りなさいと励ましたり、これもリハビリだから、と寝ているのを起こして何かをさせようとしたりしても、イライラしたり、ぼーっとして余計に遅くなったりして効果がないということが多いようです。「なぜこんなに疲れるの？ 大して運動したわけでもないのに」と不思議に思うかもしれませんが、脳も情報を処理するのに精いっぱい働いているため、疲れるのです。疲れは他者から見えないため、理解しにくいと思われますが、従業員の減った会社などにたとえるとわかりやすいでしょう（2-4：メタファーを利用して説明する）。疲れを感じたら、休憩させるというのが一番の薬になります。学校なら保健室など静かなところで頭を休めるとよいでしょう。

💬 説明例

　頭を打ったり病気になったりすると、脳の一部が働けなくなります。これは従業員がもともと100人いたのに、30人辞めてしまった状態です。残った70人で100人分働こうとすれば疲れるに決まっていますよね。無理にやらせたらせっかく残った70人が病気になってしまいます。まずは無理なく働ける量の仕事に減らして、少しずつできることを増やしていきましょう。

　ひどく混雑したデパートで目的地に行こうとすれば、人にぶつからないように、ここがどこなのか、どっちへ行けばよいのか、たくさんの情報を一度に処理しなくてはならないでしょう。当然、頭はフル回転、疲れるのも当たり前ですね。

　今までは余裕をもってジョギングできていたのが、今は必死に走らないと追いつけなくなってしまっています。全力でダッシュしたら疲れもたまってしまいます。自分のペースで、休憩しながら進みましょう。

学校

▶ よくある場面

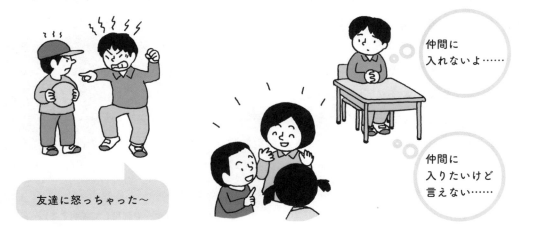

友達に怒っちゃった〜

仲間に入れないよ……

仲間に入りたいけど言えない……

▶ わかりやすい説明　対応方法

「ごめんね」はできるだけ早く……

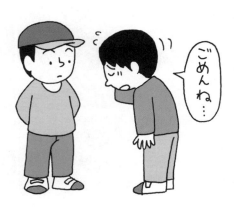

ごめんね…

応援してくれる味方をつくろう!!

一緒に仲間に入ってみよう

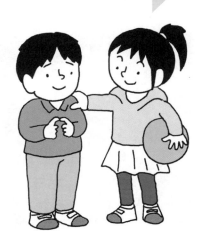

学校生活を楽しく送るためには、友達とのよい関係が大切になります。しかし高次脳機能障害で感情コントロールが難しくなると、些細なことで友達に怒ってしまいけんかになることがよくあります。また、友達との関係においては「相手の言葉だけでなく、顔の表情や身振りをよく見る」という非言語的コミュニケーションが大切になりますが、この読み取りが障害により困難となり、友達の嫌がることをストレートに伝えてしまったり、情報処理や記憶の障害のために会話についていけなくなったり、前にした話を忘れてしまったりして、トラブルになることもあります。そのような出来事が重なると、対人関係に自信をなくし、友達の輪に入れなくなってしまうかもしれません。

　友達につい怒ってしまったり、嫌がることを言ってしまったりした場合には、謝罪をするとともに、気持ちを大人が代弁したり、伝え方を教えたりするとよいでしょう。また、友達のなかに本人の障害を理解し応援してくれる味方を見つけられれば、仲間の輪に入れるよう働きかけてもらえるため、心強いものです。

参考▶ 1-3：記憶、1-11：感情のコントロール

🗨 説明例

　〇〇さんに△△と言ってしまったんですね。△△と言われたら、〇〇さんは悲しい気持ちになったんじゃないかな？　本当は△△じゃなくて、◆◆と言えばよかったかもしれませんね。まずは一緒に謝りに行きましょうか。

　あなたの気持ちをわかってくれそうなお友達は誰かな？
　その人に、仲間に入れてもらえるよう頼んでみましょう。一緒に頼みに行ってみましょうか。

▶ よくある場面

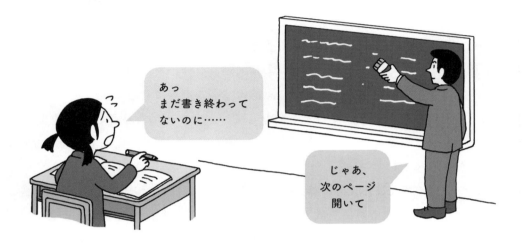

あっ まだ書き終わってないのに……

じゃあ、次のページ開いて

▶ わかりやすい説明 対応方法

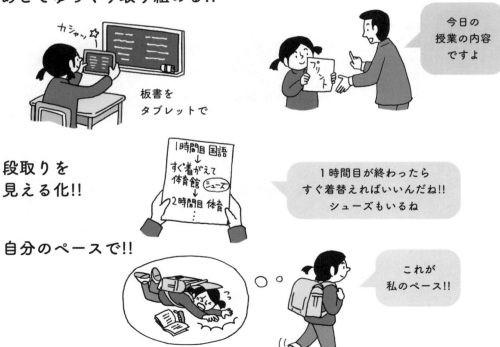

あとでゆっくり取り組める!!

カシャッ

板書をタブレットで

今日の授業の内容ですよ

プリント

段取りを見える化!!

1時間目 国語
↓
すぐ着がえて体育館 シューズ
↓
2時間目 体育
…

1時間目が終わったらすぐ着替えればいいんだね!!
シューズもいるね

自分のペースで!!

これが私のペース!!

　脳に損傷が起こると、情報を処理する速度が低下して、思考や行動が遅くなり、同年代の仲間たちから取り残されてしまうことがあります。黒板の字を書き写すのに時間がかかりすぎて次の話に移ってしまい、全部書く前に消されてしまったり、次の授業は教室移動なのに、何を用意すればよいのか、いつ動き始めれば間に合うのか、その前にトイレも……と、一度にいくつも情報を処理しようとすると混乱したり止まってしまったりして、他の子どもが動き出してからやっと始めるので自分だけ遅くなってしまうようです。1人だけ遅いからといって、その子が終わるまで他の子どもたち全員を待たせておくわけにもいかず、先生も苦慮される場面があります。

　板書に時間がかかる場合には、黒板をタブレットなどで画像に残してあとでノートに書き写す、プリントなど書いたものでもらいあとで見直す、友達にノートを取る手伝いをしてもらうなどの方法もあります。また、授業の準備や掃除などの段取りができない遂行機能障害がある場合には、情報をできるだけシンプルにし、一つずつ処理できるように順番に提示するとうまくいくことがあります。これをやったら次はこれ、と一つずつ分けて指示をするだけで、効率よくこなすことができるでしょう。声をかける人がいない場合には、段取りをメモなどに書いて見えるようにして渡すというのも一つの方法です。**参考▶1-6：遂行機能障害と対応**

🗨 説明例

　急いては事を仕損じる、走ればつまずく、ともいいます。急いでやってミスが出るより、ゆっくりでも正確なほうがよいですよ。正確にできるようになったら、少しずつスピードアップしましょう。

　今まで5個入れられた箱が、今は小さくなって3個しか入れられなくなっています。そこに前と同じように5個入れようとしても、あふれてしまいますね。パソコンが一度にたくさん情報を入力するとフリーズしたり、処理が遅くなるのと同じです。少しずつなら正確に動くので、スピードを落として一つずつやりましょう。

▶ **よくある場面**

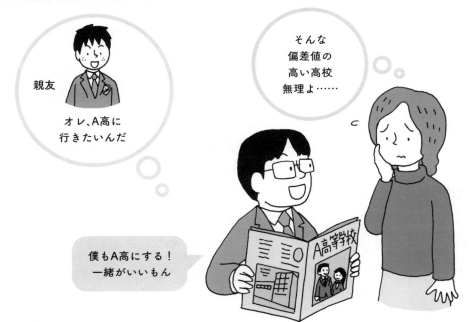

親友

オレ、A高に
行きたいんだ

そんな
偏差値の
高い高校
無理よ……

僕もA高にする！
一緒がいいもん

▶ **わかりやすい説明** 対応方法

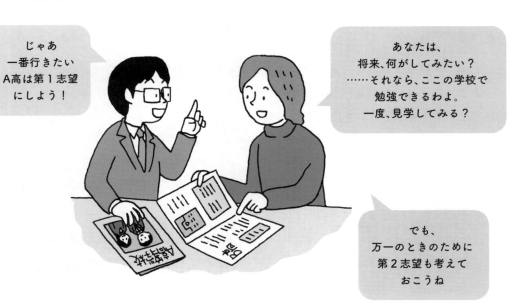

じゃあ
一番行きたい
A高は第1志望
にしよう！

あなたは、
将来、何がしてみたい？
……それなら、ここの学校で
勉強できるわよ。
一度、見学してみる？

でも、
万一のときのために
第2志望も考えて
おこうね

学生生活において、進学先を選ぶことは大きな決断です。特に、中学から高校への進学は、いくつかの選択肢のなかから、その子どもの能力や適性に合った学校を選ぶことになります。そして、試験を受けて合格しないことには進学することができません。高次脳機能障害がある子どもの場合、記憶障害や注意障害などの認知障害がベースにあるため、成績がふるわないことも少なくありませんし、そもそも配慮を受けて学校生活を送れていることもあります。しかし、多くの子どもは配慮されていると感じていなかったり、特別扱いされたくないと思っていたりして、実際の成績のことも顧みず、やみくもにとても無理と思われるような選択をしたいと望むことがあり、周囲が本人にとってよかれと思って行う進路先の提示に対し、拒否を示してしまうことがあります。

そのようなときは、本人の選択をまずは尊重しましょう。そのうえで、他の選択肢があることを示します。第2候補で構わないので、本人の能力と将来の進路をよく考えた現実的な進路先を提案してみましょう。他の高次脳機能障害の子どもがこれまでにどんな選択をして、今どうしているかを話してみるのもよいかもしれません。そして、可能であれば、いくつかの高校を見学・体験してみると、視野が開けて、柔軟な選択がしやすくなると思います。

🗨 説明例

中学卒業は、ロールプレイングゲーム（RPG）でいえばちょうどチュートリアル（本番前の練習段階）が終わったところ。高校生活はいよいよゲームの本番に入っていくのと同じ。どんな新しい世界が広がっているか、ワクワクするよね。中学の友達や慣れ親しんだ地域にこだわるのもいいけれど、それだとチュートリアルの範囲内。高校では、視野を広げて、新しいことや自分に合っていること、将来のことを見据えたところにチャレンジするのもいいんじゃないかな。でも、いきなり難しいレベルにいくと全滅しちゃうから、まずは、自分のレベルにあったところから経験値を上げて、レベル上げしていこう。

▶ よくある場面

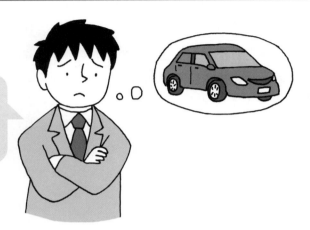

運転しちゃダメって言われるけど、
どうして？
免許もあるし、病気の前には事故も
起こしたことがないのに……

▶ わかりやすい説明　解　説

> 道路交通法　第66条
>
> 　何人も、前条第１項に規定する場合のほか、過労、病気、薬物の影響その他の理由により、正常な運転ができないおそれがある状態で車両等を運転してはならない。

【高次脳機能障害も該当する！】

　今、持っている免許証は、高次脳機能障害になる前に取得した免許であるため、あらためて運転の可否が判断される必要があります。

　医師に運転を控えるよう指示されているにもかかわらず、安易に運転をして万が一事故を起こしてしまった場合、事故の重大さによって危険運転致死傷罪（最高刑懲役15年）が科されたり、自動車保険が支払われない可能性もあります。

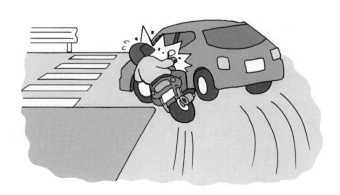

道路交通法第66条では、「何人も、（中略）過労、病気、薬物の影響その他の理由により、正常な運転ができないおそれがある状態で車両等を運転してはならない」と定められており、政令で定める一定の病気のなかに脳卒中や脳外傷など高次脳機能障害の原因となる脳損傷が含まれます。免許証を持っていたとしても、それは脳に損傷を受ける前に取得したものであり、運転の可否についてはあらためて判断される必要があります。

安全な自動車の運転には、認知・予測・判断・操作が求められ、高次脳機能が大きくかかわります。高次脳機能障害によって、注意がそれやすく運転に集中できなかったり、工事でいつもの道が通行止めになっていたり、緊急車両が通る際に道を空けるなどの臨機応変な判断・対応が難しくなってしまったり、疲れやすさのためにぼーっとしてしまったりします。また、運転者には事故やトラブルが発生した際に通報し適切に状況説明をする責任があり、言葉で説明することや直前の出来事を正しく思い出すことも求められますが、高次脳機能障害によってコミュニケーションや記憶の問題があると、これらをうまく行うことができなくなる可能性があります。

運転を再開するためには、①家族や周囲が運転再開に納得しているか、②本人が症状を理解し健康管理を適切に行えているか、③安全な運転に支障を来す高次脳機能障害がないか、慎重に判断する必要があります。

症状によっては運転が再開できない場合もあります。車の利用目的を見つめ直し、代替交通手段や他の方法で行うことができないか検討することも必要です。

🗨 説明例

運転を再開するためには適切な手続きが必要です。

手続きをしなければ、万が一事故が起きた場合に刑罰が重くなったり、保険料が支払われないなど不利益を被ったりする可能性があります。運転には社会的な責任を伴うので、自分自身や家族、周囲の人を守るためにも慎重に考えましょう。車のほかに利用できる移動手段や公共交通サービスにも目を向けてみましょう。

▶ **よくある悩み**

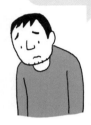

> 仕事に就けず経済的に心配……

> 仕事に復帰、家庭に復帰するには
> どうしたらいいの？

障害福祉サービス・障害者手帳などの
活用を検討する！

▶ **図解！使える制度** 解 説

高次脳機能障害の原因疾患・年齢と福祉サービス

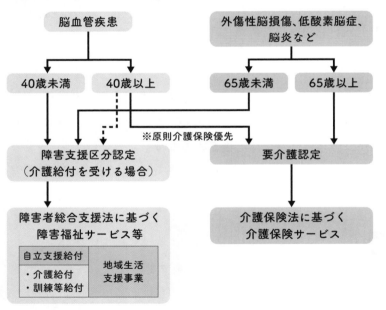

出典：国立障害者リハビリテーションセンター 高次脳機能障害情報・支援センター
http://www.rehab.go.jp/brain_fukyu/how05/

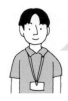

> 障害福祉サービスには、自立した地域生活を目指す訓練や、一般就労や復職を目指す訓練などがあります。詳しくは市区町村の窓口にお問い合わせください

47 どんな制度があるの？

高次脳機能障害は障害者手帳の対象

　高次脳機能障害と診断されると精神障害者保健福祉手帳を申請することが可能です（※初診から6か月経過後）。障害者手帳には「精神障害者保健福祉手帳」「身体障害者手帳」「療育手帳」の3種類がありますが、障害者総合支援法（略称）に基づく障害福祉サービスはいずれかの障害者手帳を取得していれば利用できます。また、精神障害者保健福祉手帳を取得していなくても高次脳機能障害（器質的精神障害）の診断書により福祉サービスの申請は可能です。

障害者手帳の取得によるサービス等

【全国一律に行われているサービス】

・公共料金等の割引：NHK受信料の減免

・税金の控除・減免：所得税、住民税の控除、相続税の控除、自動車税・自動車取得税の軽減

・その他：生活福祉資金の貸付、障害者雇用率へのカウント、障害者職場適応訓練の実施等

【地域・事業者によって行われていることがあるサービス】

・公共料金等の割引：鉄道、バス、タクシー等の運賃割引、携帯電話料金の割引、上下水道料金の割引、心身障害者医療費助成、公共施設の入場料等の割引

・手当の支給など：福祉手当、通所交通費の助成、軽自動車税の減免

・その他：公営住宅の優先入居等

介護保険サービス

　介護保険制度は65歳以上の人（第1号被保険者）および40〜64歳までの介護保険法に定められている16の特定疾病の人（第2号被保険者）が対象となります。特定疾病には脳血管疾患（くも膜下出血、脳出血、脳梗塞など）が含まれています。

🗨 説明例

　障害者手帳の取得によるサービス等は、自治体が独自に提供しているサービスもありますので、まずはお住まいの市区町村の担当窓口に問い合わせ、制度を上手に活用していくことが大切です。

▶ よくある悩み

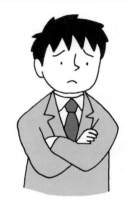

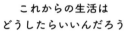

これからの生活は
どうしたらいいんだろう

▶ 図解！使える制度　解　説

制度	どんなとき	主な要件	窓口
傷病手当金	病気やけがによって連続して仕事を休むことになった場合	・社会保険に加入している ・給与が支給されないこと	勤務先の社会保険担当者（加入の健康保険組合）
労災保険	仕事中および通勤中の事故が原因の傷病	・業務に起因すること ・事業主の管理下にあること	労働基準監督署
自賠責保険	自動車の事故が原因でけがをしたとき		損害保険会社
雇用保険（失業等給付）	仕事を辞めたとき	・雇用保険に加入 ・離職日以前2年間に12か月以上加入	ハローワーク（公共職業安定所）
障害年金	受傷・発症から1年半経ち、所定の障害が残っている場合	初診日以前に一定の納付要件を満たしていること	①障害基礎年金：各市町村・区役所国民年金係 ②障害厚生年金：管轄の年金事務所

傷病手当金

社会保険に加入している人が、病気やけがによって療養のため仕事を連続して3日以上休むことになったとき、4日目より傷病手当金が支給される可能性があります。要件を満たしていれば、給料の3分の2を退職後も最大1年6か月継続してもらうことが可能です。国民健康保険加入の人には給付されません。

労働者災害補償保険（労災保険）

通勤途中や業務中にけがをした場合に適用されます。治療期間中は、医療費としての療養（補償）給付と休業（補償）給付が行われます。「症状固定」後は後遺障害の程度によって障害（補償）給付が行われます。障害（補償）給付は1級から7級までが障害（補償）年金の給付となり、8級から14級までが障害（補償）一時金の給付になります。

また、頭部外傷などで9級より重い障害（補償）給付を受けている人などには「アフターケア」として月1回程度の診察および投薬が無料で受けられます。

自動車賠償補償責任保険（自賠責保険）

自動車での事故の場合は、自賠責保険から、治療費、休業損害、慰謝料などが補償されます。事故から一定期間経ったあと精神的または肉体的に後遺症が残った場合、後遺障害の認定を受けます。加害者との過失割合や任意保険の請求との兼ね合いなど複雑な部分もありますので、専門家とよく相談しながら進めるとよいでしょう。

雇用保険（失業保険）

障害等により失業した場合、雇用保険に加入していれば、失業等給付の受給の可能性があります。傷病手当金等受給中の人は療養中の扱いとなり、失業等給付の受給はできません。離職後30日以上働くことができない状態が続くようであれば「受給期間延長」の手続きをしておくとよいです。また、障害者手帳を持っている人は、一般の失業者よりも受給期間が長くなりますので、離職の可能性がある人は早めに障害者手帳の取得を検討しておきましょう。

障害年金

受傷（発症）日より1年6か月後に一定の障害が残った場合、障害年金を申請できます。発症・受傷時に国民年金に加入している人は障害基礎年金、厚生年金に加

入している人は、障害厚生年金の受給対象となります。20歳未満で発症・受傷した人も20歳以降に申請することができます。

　納付期間などの受給要件がありますので、自分が申請可能かどうか、詳しくは所轄機関で尋ねてください。

説明例

　お金の問題は大切なことです。それぞれの制度には受給対象となる要件や必要な書類が様々で、申請できる期間等がありますので、所轄の窓口に早めに相談することが肝心です。

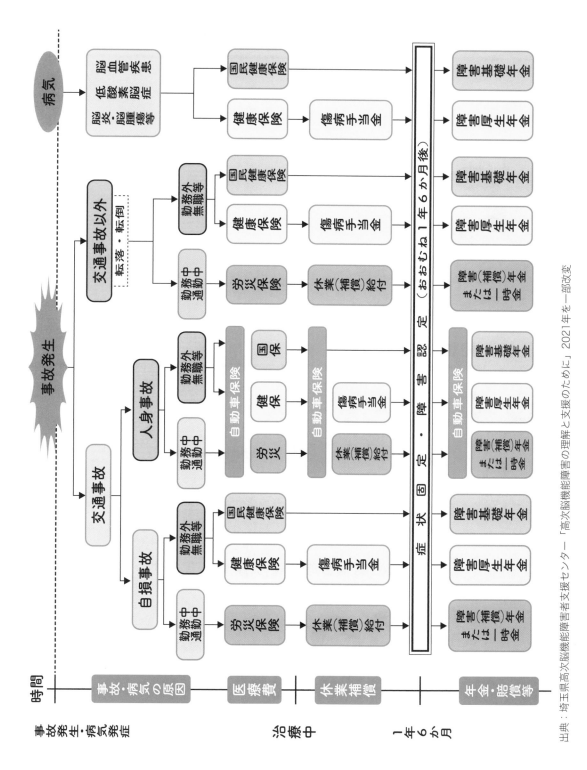

出典：埼玉県高次脳機能障害者支援センター「高次脳機能障害の理解と支援のために」2021年を一部改変

第3章　わかりやすい説明で納得！ 場面別不安・悩み解消編

▶ よくある悩み

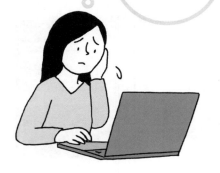

どこに相談すればいいかわからない……

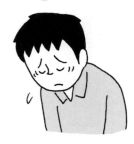

周囲に理解してもらえなくてつらい……

▶ 図解！相談先 解 説

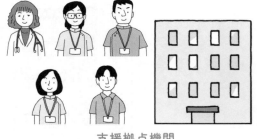

支援拠点機関

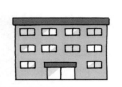

基幹相談支援センター

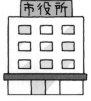

役所の福祉課

相談機関は目的により様々あります

当事者団体

ハローワーク
地域障害者職業センター
など

支援拠点機関

　高次脳機能障害については、各都道府県に1か所以上設置されている支援拠点機関に相談するとよいでしょう。支援拠点機関には高次脳機能障害のある人の支援や相談を専門に対応している支援コーディネーターが配置されています。まずは連絡を入れて支援コーディネーターに相談をしましょう。お住まいの都道府県の支援拠点機関の一覧は、国立障害者リハビリテーションセンターのホームページに載っています。（高次脳機能障害情報・支援センター）

基幹相談支援センター／役所の福祉課、福祉係

　地域における障害者相談支援の中核的な役割を担う機関として、基幹相談支援センターを設置している自治体もあります。

　利用できる障害福祉サービスや制度については、お近くの役所の福祉課、福祉係や基幹相談支援センターに相談することで説明が受けられます。

ハローワーク／地域障害者職業センター／障害者就業・生活支援センター

　就労関係でお困りの場合は、まずはハローワーク（公共職業安定所）に相談しましょう。ハローワークには就労支援の担当がおり、就職についての相談や、就労支援機関の紹介等を行っています。

　地域障害者職業センターでは、本人に対する相談対応や職業リハビリテーション、事業主に対する雇用に関する相談や援助も行います。

　障害者就業・生活支援センターは障害者の雇用の促進および安定を図るため、本人の相談のほか、就職活動の支援を行います。

当事者団体

　悩みごとについては、当事者団体に相談することも方法として考えられます。高次脳機能障害のある人が社会で安心して生活を送るためには、専門家だけでなく家族が支援者と一緒になって支援することが重要です。（特定非営利活動法人日本高次脳機能障害友の会）

　また、受傷による後遺症として失語症が残存された人の相談先として、失語症友の会という当事者団体もあります。（特定非営利活動法人日本失語症協議会）

▶ よくある悩み

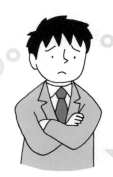

以前の仕事は難しいし、もう働くことができないのでは……？

障害者雇用だと給料が安くなるのでは……？

どのような働き方があるかよくわからないなぁ……

▶ わかりやすい説明　解説

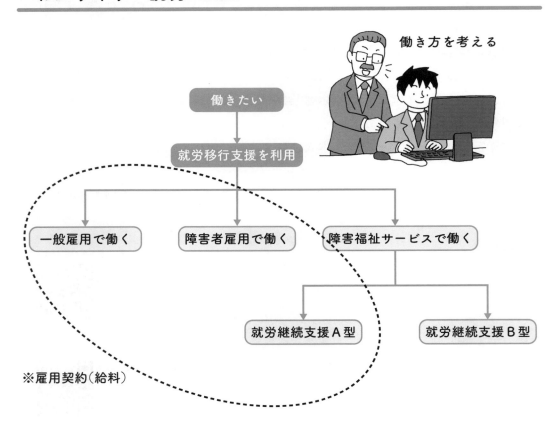

働き方を考える

働きたい
↓
就労移行支援を利用

一般雇用で働く　　障害者雇用で働く　　障害福祉サービスで働く

就労継続支援A型　　就労継続支援B型

※雇用契約（給料）

　高次脳機能障害となり、これからの働き方に悩んでいる人もたくさんいると思います。また、障害者雇用や就労継続支援Ａ型・就労継続支援Ｂ型という言葉を耳にすることがあるけれど、実際にどこがどう違うのかがよくわからないという人も多いのではないでしょうか。一般に、高次脳機能障害のある人が仕事に就く際には、「一般の求人から探す」「障害者雇用の求人から探す」「障害福祉サービス（就労継続支援Ａ型・就労継続支援Ｂ型）から探す」ことになります。それぞれの特徴は次のとおりです (p.165図**参照**)。

一般雇用

　一般的に世の中に出ている求人募集を通じて採用された場合は、一般雇用になります。復職の場合は、もとの会社に戻ることになるため、一般雇用といってよいでしょう。ただし、障害があって何らかの配慮が必要な場合には、障害者手帳を所持することで、障害者雇用率に算定されることになるため、職場内の合意形成がしやすくなります。結果として、配慮されやすいことが多く、最近は取得して復職する人が多くなりました。その際、障害者手帳を取得すると障害者雇用となるので、「給与が下がるのではないか」と心配する人もいます。しかし、手帳取得と給与は分けて考えられるもので、復職時の給与は手帳を取得したことで決まるのではなく、あくまで労働能力によって決められるものです。

障害者雇用

　近年、「障害者雇用」という言葉も新聞などで取り上げられるようになり、少しずつ浸透してきています。一般の求人から探して就職するよりも、障害者雇用の求人から就職するほうがあらかじめ障害があることをわかったうえで採用されるわけですから、障害により苦手なことやできない業務を理解してもらいやすく、得意なことを活かして働くことができます。

就労継続支援Ａ型・Ｂ型

　就労継続支援とは、通常の事業所に雇用されることが困難な障害のある人へ、生産活動、その他活動の機会が継続的に提供される障害福祉サービスの一つです。働く場には、職業指導員が配置されています。そのなかで、Ａ型は雇用契約に基づく就労であり、Ｂ型は雇用契約を結ばず、事業所の売り上げを障害者に分配する仕組み＝工賃ということでお金が還元されています。

【障害者雇用について】

　日本では障害のある人の雇用をすすめるために、公的機関、民間企業の別を問わずすべての事業主に、常用労働者（雇用する職員や社員）の人数の一定の割合以上の障害のある人を雇用しなければならないという制度があります（「障害者雇用率制度」といいます）。障害のある人を雇用しなければならない割合（「法定雇用率」といいます）は表のとおりです。民間企業の法定雇用率をふまえると、従業員が43.5人以上の企業では障害のある人を1人以上、87人の企業では2人以上、130.5人の企業では3人以上というように、企業の規模に応じて雇用しなければなりません。

　ただ、実際に障害のある人が企業で働き続けるために重要となるのは、自分の障害に合った仕事内容や環境、支援や配慮を得ることです。そのためには、障害の内容や特性等をある程度明らかにし、どのような仕事が自分に合うのか、働くためにはどのような支援や配慮が必要なのかを整理しておくと就職活動がスムーズに進みます。

　障害者雇用において合理的配慮の提供は企業の義務となっています。障害のある従業員は企業に対して必要な配慮を申し出ることができます。企業は障害のある従業員に対して職場で支障となっている事情の有無や配慮の必要性について確認するとともに、申し出のあった配慮については過重でない範囲において提供する義務があります。どの程度が過重でないかは、会社の規模、業務への影響、必要な費用、実現可能性等を勘案して判断します。合理的配慮は、提供する、提供しないということではなく、企業と障害のある従業員、時に家族や支援者を交えて、どのような配慮が可能なのかを誠意をもって話し合い決めていく必要があります。そのためにも、自分の障害についてよく知り、働くうえで必要な配慮について整理しておくことが大切です。

図：多様な就労形態

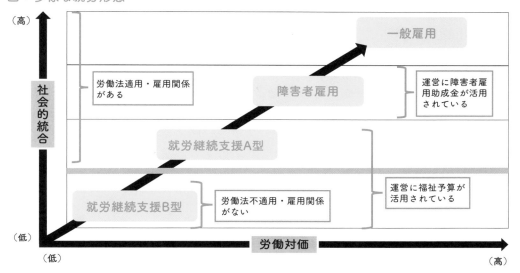

出典：深川和利監，稲葉健太郎・長野友里編著『高次脳機能障害支援の道しるべ　就労・社会生活編──復職・新規就労から就労継続まで　ライフイベント別生活サポートのヒント』p.50，メディカ出版，2018年を一部改変

表：障害者雇用における法定雇用率

事業主種別	2021（令和3）年3月〜
民間企業	2.3%
国、地方公共団体等	2.6%
都道府県等の教育委員会	2.5%

注：2016（平成28）年4月1日より施行された、障害を理由とする差別の解消の推進に関する法律（障害者差別解消法）により、行政機関や学校、企業などの事業者に、①障害を理由とする不当な差別的取り扱い禁止と、②合理的配慮の提供義務が課せられました。雇用分野においては、2016（平成28）年4月1日より施行された障害者の雇用の促進等に関する法律（改正障害者雇用促進法）により義務づけられています（ただし事業主に対して過重な負担を及ぼすこととなる場合は除かれます）。

第1章・第2章・第3章　参考文献

・深川和利監，稲葉健太郎・長野友里編著『高次脳機能障害支援の道しるべ　就労・社会生活編──復職・新規就労から就労継続まで　ライフイベント別生活サポートのヒント』メディカ出版，2018年
・蒲澤秀洋監，阿部順子編著『チームで支える　高次脳機能障害のある人の地域生活──生活版ジョブコーチ手法を活用する自立支援』中央法規出版，2017年
・阿部順子編，リハビリテーション心理職会制作協力『高次脳機能障害の方に上手に伝わる説明テクニック集』名古屋市総合リハビリテーションセンター，2015年
・毛束真知子『絵でわかる言語障害──言葉のメカニズムから対応まで　第2版』学研メディカル秀潤社，2013年
・土屋知子・松尾加代『高次脳機能障害者の職場適応促進を目的とした職場のコミュニケーションへの介入──コミュニケーションパートナートレーニング（調査研究報告書No.151）』独立行政法人高齢・障害・求職者雇用支援機構障害者職業総合センター，2020年
・本田哲三・坂爪一幸「遂行機能障害のリハビリテーション」『失語症研究』18（2），pp.146-153，1998年
・本田哲三編『高次脳機能障害のリハビリテーション──実践的アプローチ　第3版』医学書院，2016年
・鈴木孝治・早川裕子・種村留美・種村純編『高次脳機能障害マエストロシリーズ4　リハビリテーション介入』医歯薬出版，2006年
・伊藤真梨・新藤恵一郎・坂本一世・金井日菜子・里宇明元「蘇生後脳症により視覚失認および失書を呈した一症例の長期経過」『JOURNAL OF CLINICAL REHABILITATION 2011年4月号』20（4），pp.393-398，2011年
・藤田佳男・澤田辰徳編『作業療法とドライブマネジメント』文光堂，2018年
・一杉正仁「実践講座　脳損傷者の自動車運転・2：脳損傷者の自動車運転をめぐる法的問題点」『総合リハビリテーション』38（6），pp.551-556，2010年
・澤田辰徳・藤田佳男・小川真寛・渋谷正直「脳損傷後の患者における運転評価後の運転適性検査受検に関する後ろ向き調査」『日本交通科学学会誌』15（2），pp.58-65，2016年
・「第1回高齢者リハビリテーション研究会　会議資料」上田議長プレゼンテーション資料，2003年

名古屋市総合リハビリテーションセンター著書の紹介

・山田和雄・日比野敬明・間瀬光人監，稲葉健太郎・長野友里編『高次脳機能障害者の社会復帰を支援する認知機能・職業能力・対人関係スキル訓練指導マニュアル——ダウンロードして繰り返し使える手書き・パソコン入力課題51種489題』メディカ出版，2020年
・深川和利監，稲葉健太郎・長野友里編著『高次脳機能障害支援の道しるべ 就労・社会生活編——復職・新規就労から就労継続まで ライフイベント別生活サポートのヒント』メディカ出版，2018年
・深川和利監，長野友里編著『高次脳機能障害支援の道しるべ 学校生活編——復学，日常・学校生活から進学まで ライフイベント別生涯サポートのヒント』メディカ出版，2017年
・蒲澤秀洋監，阿部順子編著『チームで支える 高次脳機能障害のある人の地域生活——生活版ジョブコーチ手法を活用する自立支援』中央法規出版，2017年
・阿部順子・蒲澤秀洋監，名古屋市総合リハビリテーションセンター編著『50シーンイラストでわかる 高次脳機能障害「解体新書」——こんなときどうしよう!? 家庭で，職場で，学校での“困った”を解決！』メディカ出版，2011年
・永井肇監，蒲澤秀洋・阿部順子編『脳外傷者の社会生活を支援するリハビリテーション 実践編——事例で学ぶ支援のノウハウ』中央法規出版，2003年
・永井肇監，阿部順子編著『脳外傷者の社会生活を支援するリハビリテーション』中央法規出版，1999年

おわりに

　名古屋市総合リハビリテーションセンターでは、長年にわたり、医療職のみならず、福祉関係の職員など多くの職員が協同して高次脳機能障害のある人のリハビリテーションに取り組んで参りました。また、高次脳機能障害を正しく理解するための書籍や、高次脳機能障害のある人の社会復帰を支援するためのマニュアル本を多数発刊して参りました。これまでの多くの高次脳機能障害のある人やそのご家族とのかかわりのなかで、高次脳機能障害のある人は、リハビリテーションや社会復帰、家庭生活のための様々なアドバイスや注意事項を説明しても、正しく伝わらないケースがしばしば認められました。このような症例では、注意障害のために注意をよく聞いていなかったり、記憶障害のために要点を忘れてしまったり、こだわりが強くて自分の思いと異なる意見をなかなか納得できなかったりなどの特徴があると思われました。

　本書は、日々リハビリにおいて高次脳機能障害のある人に直接かかわり、社会復帰を支援しているスタッフが、高次脳機能障害のある人にどのように説明し、説得すれば有効に伝えることができるのかをまとめたものです。そのため、高次脳機能障害のある人にとって理解しやすい説明の仕方に重点をおいています。高次脳機能障害のある人が自分の障害を理解し、周囲の支援者がうまく対応することはその後の社会生活を円滑に送れるかどうかのカギになります。本書では、医療、福祉、教育など、様々な分野に活用できる50場面を取り上げました。支援者にとって困ることの多い事柄を取り上げていますので、高次脳機能障害のある人への説明や説得ができないときにぜひ参考にしていただきたいと考えています。

　高次脳機能障害のある人が社会に順応して暮らせるということは、本人だけでなく家族、支援者にとっても安心して社会生活を送ることができることだと思います。本書が、その手助けになり、高次脳機能障害のある人とその家族が幸せな日常生活を送られることを切に願っています。

　最後になりましたが、本書の作成にあたり、リハビリテーション心理職会の皆様には多大なご協力をいただき、心から感謝申し上げます。

2023年1月

名古屋市総合リハビリテーションセンター附属病院院長

日比野敬明

執筆者一覧

監修

山田　和雄（やまだ・かずお）　社会福祉法人名古屋市総合リハビリテーション事業団理事長

日比野敬明（ひびの・ひろあき）　名古屋市総合リハビリテーションセンター附属病院院長

稲垣　亜紀（いながき・あき）　なごや高次脳機能障害支援センター長

間瀬　光人（ませ・みつひと）　名古屋市立大学医学部脳神経外科教授

編集

稲葉健太郎（いなば・けんたろう）　名古屋市総合リハビリテーションセンター自立支援部長

長野　友里（ながの・ゆり）　名古屋市総合リハビリテーションセンター臨床心理科長

著者

名古屋市総合リハビリテーションセンター（なごや高次脳機能障害支援センター）

事故や病気で脳にダメージを受けた高次脳機能障害の患者や家族らを支援する「なごや高次脳機能障害支援センター」が2021年7月1日に開設された。従来からの診断・リハビリ、相談支援に加え、自動車運転評価・相談、失語症のある方の支援、高次脳機能障害のある児童への就学支援にも取り組み、関係機関との連携を拡大・強化している。

[執筆者]（五十音順）

稲垣　亜紀（いながき・あき）··本書の活用にあたって
なごや高次脳機能障害支援センター長

稲葉健太郎（いなば・けんたろう）······················第1章18・19、第3章㉗・㉛・㉜・㉟・㊱・㊿
自立支援部長

岩田亜由美（いわた・あゆみ）············第1章2・11・12・17、第2章メソッド3・7、第3章③・⑳
臨床心理科　公認心理師

岡元　信弥（おかもと・しんや）··第3章④・⑤・⑦
理学療法科　理学療法士

小木曽将史（おぎそ・まさし）··第3章⑪・⑬・⑯・⑲・㉑
生活支援課　生活支援員

門脇久美子（かどわき・くみこ）.................................. 第2章メソッド5・8、第3章㉓・㉔・㉕・㊸
地域医療連携室　相談員

川嶋　陽平（かわしま・ようへい）.................................. 第2章メソッド6、第3章㊼
高次脳機能障害支援課　支援コーディネーター

小山菜都美（こやま・なつみ）.................................. 第3章⑫・⑭・⑮
生活支援課　生活支援員

佐野　恭子（さの・きょうこ）.................................. 第3章⑩・㊽
高次脳機能障害支援課長　支援コーディネーター

曽我亜紀子（そが・あきこ）.................................. 第1章13・14・15、第2章メソッド4・9、第3章⑰・㊵・㊶・㊺
臨床心理科　公認心理師

永草　太紀（ながくさ・たいき）.................................. 第3章⑱・㉒・㊾
高次脳機能障害支援課　支援コーディネーター

長野　友里（ながの・ゆり）.................................. 第1章3・4・20、第2章メソッド10・11、第3章㉖・㊷・㊹
臨床心理科長　公認心理師

西出有輝子（にしで・ゆきこ）.................................. 第1章1・5・16、第2章メソッド1、第3章①・⑥
臨床心理科　公認心理師

林　厚志（はやし・あつし）.................................. 第3章㉘・㉚・㉝・㉞・㊲・㊳
就労支援課　就労支援員

日比野敬明（ひびの・ひろあき）.................................. おわりに
名古屋市総合リハビリテーションセンター附属病院院長

間瀬　光人（ませ・みつひと）.................................. 序章
名古屋市立大学医学部神経外科教授

諸岡　雅美（もろおか・まさみ）.................................. 第1章7・8、第3章②・㉙
言語聴覚科　言語聴覚士

山田　和雄（やまだ・かずお）.................................. はじめに
社会福祉法人名古屋市総合リハビリテーション事業団理事長

吉原　理美（よしはら・あやみ）.................................. 第1章6・9・10、第2章メソッド2、第3章⑧・⑨・㊴・㊻
作業療法科　作業療法士

よくある50シーン別
高次脳機能障害のある人に"伝わる説明"便利帖

2023年2月20日　初　版　発　行
2024年7月1日　初版第2刷発行

監　修　　山田和雄・日比野敬明・稲垣亜紀・間瀬光人
編　集　　稲葉健太郎・長野友里
著　者　　名古屋市総合リハビリテーションセンター（なごや高次脳機能障害支援センター）
発行者　　荘村明彦
発行所　　中央法規出版株式会社
　　　　　〒110-0016　東京都台東区台東3-29-1　中央法規ビル
　　　　　TEL 03-6387-3196
　　　　　https://www.chuohoki.co.jp/

ブックデザイン　二ノ宮　匡（ニクスインク）
イラスト　　堀江篤史
印刷・製本　　株式会社アルキャスト

ISBN978-4-8058-8825-4
定価はカバーに表示してあります。
落丁本・乱丁本はお取り替えいたします。

本書の内容に関するご質問については、下記URLから「お問い合わせフォーム」にご入力いただきますようお願いいたします。
https://www.chuohoki.co.jp/contact/